上消化道感染及最新的话题

日本《胃与肠》编委会　编著

《胃与肠》翻译委员会　译

U0198468

辽宁科学技术出版社

·沈阳·

Authorized translation from the Japanese Journal, entitled
胃と腸 第54巻第12号
上部消化管感染症—最近の話題を含めて
ISSN: 0536-2180
編集：「胃と腸」編集委員会
協力：早期胃癌研究会
Published by IGAKU-SHOIN LTD., Tokyo Copyright © 2019

Simplified Chinese Characters published by Liaoning Science and Technology Publishing House, Copyright © 2022

© 2022辽宁科学技术出版社
著作权合同登记号：第06-2019-57号。

图书在版编目（CIP）数据

上消化道感染及最新的话题/日本《胃与肠》编委会编著；《胃与肠》翻译委员会译. —沈阳：辽宁科学技术出版社，2022.10

ISBN 978-7-5591-2641-2

Ⅰ.①上… Ⅱ.①日… ②胃… Ⅲ.①消化系统疾病—诊疗 Ⅳ.①R57

中国版本图书馆CIP数据核字（2022）第142063号

出版发行：辽宁科学技术出版社
　　　　　（地址：沈阳市和平区十一纬路25号 邮编：110003）
印 刷 者：辽宁新华印务有限公司
经 销 者：各地新华书店
幅面尺寸：182 mm×257 mm
印　　张：6
字　　数：140千字
出版时间：2022年10月第1版
印刷时间：2022年10月第1次印刷
责任编辑：卢山秀
封面设计：袁　舒
版式设计：袁　舒
责任校对：黄跃成

书　　号：ISBN 978-7-5591-2641-2
定　　价：98.00元

编辑电话：024-23284354
E-mail: lkbjlsx@163.com
邮购热线：024-23284502
《胃与肠》官方微信：15640547725

目　录

上消化道感染的内镜诊断

藏原晃一[1]

关键词　感染性食管炎　感染性十二指肠炎　弥漫性病变　消化道感染性疾病

[1] 松山赤十字病院胃肠センター　〒790-8524 松山市文京町 1

前言

随着向超高龄社会的发展，加之新型生物学药剂的引入和多重药物耐药菌的出现，近年来机会性感染的复杂化和多样化被提出。另一方面，HIV（human immunodeficiency virus）感染者的诊治在 20 世纪 90 年代后期取得了巨大进步，通过抗 HIV 疗法患者可以长期生存；但在日本，约 1/3 的新 HIV 感染者在艾滋病（acquired immunodeficiency syndrome）发病的状态下才被诊断出来，早期诊断较落后。另外，在性传播病方面，梅毒患者的急剧增加也在成为新的突出问题。

由于传染病的流行病学时时刻刻都在变化，其诊疗需要信息的更新。关于消化道感染性疾病，本书介绍食管、胃、十二指肠的感染性疾病，并提供各疾病的动向以及有关诊断和治疗的最新信息。另外，Helicobacter 感染性疾病除外。

消化道感染性疾病的确诊需要从病变部位检测出病原微生物。在小肠、大肠的感染性疾病中，粪便检查和粪便培养也通用，而上消化道感染性疾病的诊断主要基于内镜下的活检和组织培养，因此在检查过程中，据内镜表现怀疑有感染性疾病时，有必要从最适当的部位施行活检。

另一方面，作为感染性食管炎，食管念珠菌病、单纯疱疹性（herpes simplex virus，HSV）食管炎和巨细胞病毒（cytomegalovirus，CMV）性食管炎等众所周知，但显示混合感染的病例等的内镜诊断不一定容易。另外，除了［幽门螺杆菌（Helicobacter pylori）］以外，已知的感染性胃炎有胃结核、胃梅毒、CMV 性胃炎、胃念珠菌病等，这些特殊类型的胃炎没有得到确诊，作为原因不明的胃炎、溃疡病情迁延，难以治疗的情况不在少数。甚至，Whipple 病、非结核性抗酸菌症和蓝氏贾第鞭毛虫病等呈"弥漫性病变"，十二指肠病变的确认是诊断关键，但其临床表现、内镜表现很难说是众所周知的。

本文针对感染性食管炎和幽门螺杆菌（Helicobacter）感染性疾病以外的感染性胃炎、感染性十二指肠炎，以各代表性疾病的内镜诊断为中心，根据已有的报告进行概述。

感染性食管炎

1. 食管念珠菌病

食管念珠菌病是由食管上的真菌菌群的形成和继续侵入上皮引起的。内镜检查中可见黄白色调的略微隆起的附着物，轻症病例中仅发现直径 1mm 左右的附着物的分布，但随着病情的发展，白苔逐渐融合，呈纵走倾向，重症病例中厚白苔有时会呈全周性。作为内镜的严重程度分类，Kodsi 的分类经常被使用，无基础疾病的 Grade I 可以经过观察，但 Grade II 以上的大部分是易感染性病例，因此有必要积极检查并探讨基础疾病和临床背景。特别是在 HIV 感染者中，CD4 值小于 200 个 /μL 时，口腔、食管念珠菌病往往是初发症状，因此在基础疾病不明显的病例中，如果确认为 Grade Ⅱ 以上的念珠菌病，则需要考虑 HIV 感染的可能性。另外，免疫缺陷病例中，HSV 食管炎、CMV 性食管炎合并感染的也不少，被厚厚的白苔遮住的黏膜面上合并有溃疡，指出了使用抗真菌药物后的再检查、再评估的重要性。

2. CMV性食管炎

CMV 属于以潜伏感染为特征的疱疹病毒科。CMV 在从食管到大肠的整个消化管道上形成病变，推测其共同的机制是，被 CMV 感染的血管内皮细胞的肿大引起的血管内腔的闭塞和伴随的缺血性变化引起的糜烂、溃疡性病变的形成。CMV 性食管炎虽然偶尔也会在正常人中发病，但大多是由于免疫缺陷的潜伏感染导致的 CMV 再次活化引起的，特别好发于 CD4 值低于 100 个 /μL 的 HIV 感染者。病变好发于食管中部 ~ 下部，以多发穿凿性溃疡为特征，但也会呈现浅溃疡性病变和地图状糜烂。病理组织学上的典型例子是在溃疡底部的肉芽组织内发现 CMV 感染细胞，作为活检部位，溃疡底部是最合适的，除了证明核内包涵体的存在之外，同时使用抗 CMV 抗体的免疫染色的检测是"金标准"。ISH（in situ hybridization）也很有效。

3. HSV食管炎

在消化道中，HSV 在食管形成病变的概率最高。HSV 食管炎多由免疫缺陷的潜伏感染导致的 HSV 再次活化引起，但也有不少是正常人初次感染而急性发病的。在本食管炎中概率高的病毒亚型是 HSV-1 型。病变好发于胸部中部 ~ 下食管，多呈现散布有愈合倾向的圆盘状小溃疡及边界清晰的圆形溃疡。在远侧有更明显的病变倾向，在食管下部呈全周性溃疡的病例中与 CMV 合并感染的概率很高。与 CMV 多感染溃疡底部的间叶系细胞不同，HSV 多感染扁平上皮细胞，因此从溃疡边缘实施活检是很

重要的。病理组织学上，在被感染的扁平上皮细胞中可见 full 型或 Cowdry A 型核内包涵体。免疫染色和 ISH 对确诊有帮助。

4. 食管结核

据近年的统计，食管结核病例占消化道结核病例的 8.9%。食管结核主要分为结核杆菌直接浸润食管引起的原发性结核和淋巴结及邻近脏器浸润食管引起的继发性结核。继发于纵隔淋巴结结核的继发性结核约占八成，其结果为，发生部位为胸部中段食管，特别是气管分支部水平的概率较高。肉眼可见，由肿大淋巴结的腔外性挤压、浸润引起的黏膜下肿瘤（submucosal tumor，SMT）样隆起，由于呈现出穿破所引起的溃疡和瘘孔形成等所见，因此有必要结合内镜所见和 CT 所见进行评估。从内镜所见来看，与 SMT 样发育的食管癌等的鉴别成为问题，不过，在较短的时间内显示随时间的形态变化这一点对鉴别诊断是有用的。另外，在管外没有发现病变的原发性食管结核很少见，但与继发性结核一样，呈现 SMT 样的形态，以较短的时间内随时间的形态变化为特征。

*Helicobacter*感染性疾病以外的感染性胃炎

1. CMV性胃炎

CMV 性胃炎多在免疫缺陷状态下作为机会性感染而出现，但正常人也可发病。与 CMV 性食管炎相比，正常人发病的比例略高，而且免疫缺陷病例中非 HIV 感染者的比例略高。胃病变好发于胃部 ~ 前庭部，呈单发或多发性的穿凿性溃疡，或呈现周围伴有黏膜发红的地图状溃疡或多发性糜烂等多种糜烂、溃疡性病变。

从病理组织学上来看，与食管炎一样，溃疡底部的肉芽组织中也存在 CMV 感染细胞，但胃的初期病变多见于腺上皮的感染，高度发炎的部位多见于血管内皮。通过免疫染色或 ISH 可以得到确诊。

2. 胃结核

据报告，胃结核占消化道结核的3.8%。从肉眼形态上可分为溃疡型、黏膜下肿块型、肥厚型等，溃疡型概率最高，多见于从前庭部到胃体部小弯侧的病变。本溃疡随着类上皮肉芽肿的干酪化，呈现溃疡边缘边界模糊的不规则状态，因此在肉眼形态上与胃癌的鉴别成为问题。另外，如果是原因不明的难治性胃溃疡，也要考虑到本病的可能性。关于诊断，从病变部位进行活检［Ziehl-Neelsen染色、PCR（polymerase chain reaction）法］，如果在培养中证明有结核菌，就可以确诊，但检出率较低。从病理组织学上看，如果确认到干酪性肉芽肿，可怀疑是结核等感染性疾病，但如果没有充分采集到组织，就无法观察到干酪样坏死，为了取得来自黏膜下层的组织，从溃疡底部而不是溃疡边缘进行活检是很重要的。

3. 胃梅毒

胃梅毒作为第2期梅毒的胃病变，好发于幽门前庭部，全周性可见有愈合倾向的多发性糜烂、小溃疡。同一部位多伴有漏斗状的全周性狭窄。作为继发性病变，在胃体部~胃穹隆部，可见类似皮疹的边缘呈白色并伴有中心凹陷的圆盘状隆起（梅毒性胃黏膜疹），这是本病的特征性的观察。病理组织学上，在活检组织的HE染色中不能观察到病原体，但是通过免疫染色，在黏膜固有层和圆柱上皮细胞之间发现了大量梅毒螺旋体的存在。血清学诊断作为辅助诊断。本病一直被认为是罕见的疾病，但由于近年来日本梅毒患者的剧增，今后本病患者有可能增加。

4. 胃念珠菌病

胃念珠菌病与食管念珠菌病相比比较罕见，但即使是非免疫缺陷状态的正常人，在胃酸分泌抑制状态下，也会因内服药的影响而发病。内镜观察可见，好发于胃体部~胃穹隆部的大弯处，呈小溃疡多发、附着白苔的结节状隆起多发等。个别的小溃疡被厚厚的白苔覆盖着，隆起的样子很明显。如果据特征性的内镜所见，或者是有对通常的溃疡治疗有抵抗性的难治性溃疡时，需要怀疑本病，施行包括溃疡底部的活检，如果在病理组织学上确认念珠菌侵入深部，就可以确诊。PAS（periodic acid-Schiff）染色和Grocott染色有效果。

感染性十二指肠炎

十二指肠被与空肠、回肠相同的绒毛和隐窝组成的小肠型上皮覆盖，在解剖学上被分类为"小肠的一部分"，小肠感染性疾病多为"弥漫性"病变，十二指肠也呈现与小肠相似的病变。在观察作为"常规可观察的小肠的一部分"的十二指肠时，根据情况，以下具有代表性的感染性十二指肠炎也要考虑。

1. Whipple病

Whipple病是由革兰阳性杆菌 T. whipplei（Tropheryma whipplei）的机会性感染引起的发生多种临床症状的全身感染性疾病。在消化道从十二指肠到小肠患病，以剧烈的腹泻和体重减轻为主要特征，内镜显示该部呈现弥漫性白色绒毛和黏膜水肿。在十二指肠及小肠病变部位的活检中，病理组织学上，其特征是PAS染色阳性的泡沫状巨噬细胞聚集在黏膜固有层，并伴有脂肪滴。需要与可见"由巨噬细胞的聚集引起的白色绒毛"的非结核性抗酸菌症和碳酸镧相关病变等进行鉴别，通过活检组织的PCR法或电子显微镜证明 T. whipplei 的存在即可确诊。在日本是极其罕见的疾病，过去只有十几例报告，但如果诊断晚了，就会造成致命的后果，因此是十二指肠病变的内镜诊断非常重要的疾病之一。

2. 非结核性抗酸菌症

非结核性抗酸菌症（nontuberculous mycobacteria, NTM）大部分是 Mycobacterium avium complex（MAC）感染。MAC因机会性感染而在整个消化道形成病变，十二指肠病变是最常见的。从内镜所见来看，好发于十二指肠降段，多呈现弥漫性黄色或白色绒毛，病理组织学上，发现PAS染色阳性巨噬细胞的聚集。非HIV感染的情况下，发生非结核性抗酸菌症的器官大多是肺，而HIV感染者呈现从消化道感染，并扩散到全身的播散性病变，十二指肠等消化道也有病变。特别是在对CD4值降低的HIV感染者进行内镜检查时，需要考虑到本症的十二指肠病变。

3. 蓝氏贾第鞭毛虫病

蓝氏贾第鞭毛虫病是由蓝氏贾第鞭毛虫（*Giardia lamblia*）感染引起的，分为以腹泻、腹痛为主诉的肠胃炎型和以发热、黄疸、右季肋部疼痛为主诉的胆道型，多在免疫低下状态下感染发病。蓝氏贾第鞭毛虫是经口摄取的孢囊在十二指肠～小肠上部、胆道系统中成为滋养体，吸附在黏膜上增殖。作为内镜所见，据报告，十二指肠降段多发 Kerckring 皱襞的肿大和黄色调的扁平颗粒状隆起，但也有呈现几乎正常的十二指肠黏膜表现的病例。通常的培养无法检测出，所以要对肠液或粪便的新鲜样本进行镜检，证明滋养体或孢囊的存在。从病理组织学上看，绒毛之间可见西洋梨状的滋养型虫体。

4. 粪类圆线虫病

粪类圆线虫病是由粪类圆线虫（*Strongyloides stercoralis*）感染引起的。在日本，冲绳、奄美地区存在大量带虫者，感染者以来自这些地方居多。在 HTLV-1 阳性者中，免疫功能下降后，自体感染增强，虫体数量增加，虫体浸润黏膜固有层深部，形成肠道炎症和溃疡。以腹痛、腹胀、腹泻等为主要症状，肠道细菌随虫体转移到血液中，有时会出现败血症、脑膜炎、肺炎等全身感染。本病以十二指肠～空肠上部为好发部位，内镜检查可见，十二指肠降段有白色绒毛、水肿、发红、糜烂、溃疡、Kerckring 皱襞的肿大等。根据活检组织，或者十二指肠液或粪便的镜检证明幼虫的存在来诊断。有报告称，使用粪便的普通琼脂平板培养基法确认虫体最有效。对粪便进行的虫卵检查呈阴性是很重要的。

除了以上 4 种疾病之外，关于十二指肠，还有由等孢球虫、结核、CMV、梅毒等引起的感染性疾病的报告，关于这些请参照本书其他内容。

结语

本文作为序，主要从内镜诊断的观点概述了上消化道感染性疾病中的一些代表性疾病。虽然这些疾病几乎都是罕见的疾病，但有不少是机会性感染，其诊断、评估以及基础疾病的检查，可能会对病例的预后产生很大影响。

希望通过本书的"主题""病例专集""札记"，了解关于上消化道感染性疾病的动向及其诊疗的最新信息，促进消化道疾病诊疗的发展。

参考文献

[1] 比島恒和. 日和見感染症. 病理と臨 36(増):8-12, 2018.
[2] 塚田訓久. HIV感染症の疫学. 臨検 63:574-579, 2019.
[3] 河内修司, 大城由美, 蔵原晃一, 他. 上部消化管内視鏡検査を契機に診断しえた胃梅毒の1例. 共済医報 68:15-20, 2019.
[4] 飯田三雄. 消化管感染症の画像診断. 胃と腸 37:247-248, 2002.
[5] 藤原崇, 門馬久美子, 堀口慎一郎, 他. 感染性食道炎—ヘルペス食道炎, サイトメガロウイルス食道病変, 食道カンジダ症. 胃と腸 46:1213-1224, 2011.
[6] 蔵原晃一. 感染性の胃炎(結核, CMV, 梅毒, カンジダ). 春間賢(監), 加藤元嗣, 井上和彦, 村上和成, 他(編). 胃炎の京都分類, 改訂第2版. 日本メディカルセンター, pp 108-110, 2018.
[7] 蔵原晃一. 知っておきたい十二指腸病変. 胃と腸 53:1557-1561, 2018.
[8] 根本哲生, 渕之上和弘, 澁谷和俊. 食道感染症/感染性食道炎. 病理と臨 36(増):205-207, 2018.
[9] 吉永繁高. カンジダ食道炎の重症度分類(Kodsi分類). 胃と腸 54:610-611, 2019.
[10] 藤原崇, 門馬久美子, 藤原純子, 他. HIV感染症患者の上部消化管病変. 胃と腸 46:240-253, 2011.
[11] 山田倫, 堀口慎一郎, 藤原崇, 他. 免疫不全患者のサイトメガロウイルス感染. 病理と臨 36(増):213-216, 2018.
[12] 永田尚義, 矢田智之, 西村崇, 他. 免疫不全患者におけるサイトメガロウイルスの上部消化管病変—内視鏡像と臨床像の検討. Gastroenterol Endosc 51:2414-2425, 2009.
[13] 藤原崇, 門馬久美子, 堀口慎一郎, 他. 感染性食道炎の内視鏡診断—ウイルス感染症. 胃と腸 50:175-187, 2015.
[14] Kurahara K, Aoyagi K, Nakamura S, et al. Treatment of herpes simplex esophagitis in an immunocompetent patient with intravenous acyclovir：a case report and review of the literature. Am J Gastroenterol 93:2239-2240, 1998.
[15] Kurahara K, Aoyagi K, Nakamura S, et al. Course of herpes simplex esophagitis in a debilitated patient. Gastrointest Endosc 48:420-422, 1998.
[16] 伊藤透. ヘルペス食道炎30例についての免疫組織学的研究. 金沢医大誌 11:69-83, 1986.
[17] 小林広幸. 本邦における消化管結核の現況—近年の本邦報告例の解析. 胃と腸 52:145-156, 2017.

[18] 佐野真, 杉岡篤, 五月女恵一, 他. 脊椎カリエスの流注膿瘍穿破に続発した結核性食道潰瘍の1例—食道結核本邦報告例42例の検討. Gastroenterol Endosc 32:2598-2609, 1990.

[19] 高木靖寛, 八尾建史, 菊池陽介, 他. 結核性縦隔リンパ節炎の食道穿破による食道結核の1例. 胃と腸 43:355-360, 2008.

[20] 神戸大介, 中谷敏也, 藤永幸久, 他. 内視鏡で経時的変化を観察し得た食道結核の1例. Gastroenterol Endosc 56:21-26, 2014.

[21] 辛島嘉彦, 大門裕貴, 高木靖寛, 他. 非腫瘍性疾患：サイトメガロウイルス関連胃病変. 胃と腸 50:821-824, 2015.

[22] 五十嵐公洋, 角嶋直美, 小野裕之, 他. 非腫瘍性疾患：胃結核. 胃と腸 50:788-791, 2015.

[23] 田邉寛, 岩下明徳, 池田圭祐, 他. 消化管結核の病理診断. 胃と腸 52:181-189, 2017.

[24] 八板弘樹, 蔵原晃一, 大城由美, 他. 全身性リンパ節腫大を伴った胃結核の1例. 胃と腸 52:217-224, 2017.

[25] 小林広幸, 渕上忠彦, 福島範子, 他. 胃梅毒の2例—第2期梅毒性皮疹との形態学的類似性について. 胃と腸 26:545-551, 1991.

[26] 小林広幸, 蔵原晃一, 渕上忠彦, 他. 感染症—胃梅毒を疑う胃病変. 消内視鏡 29:686-689, 2017.

[27] 堤寛. 感染症診断と病理20—胃・十二指腸生検にみつかる病原体(1). 医薬ジャーナル 55:529-538, 2019.

[28] Minoli G, Terruzzi V, Butti G, et al. Gastric candidiasis：an endoscopic and histological study in 26 patients. Gastrointest Endosc 28:59-61, 1982.

[29] 宮原孝治, 稲葉知己, 野間康宏, 他. *Helicobacter pylori*除菌療法が奏功した胃カンジダ症の1例. Gastroenterol Endosc 51:341-347, 2009.

[30] 川崎啓佑, 小林広幸, 蔵原晃一, 他. 十二指腸NBI拡大観察とカプセル小腸内視鏡が有用であったWhipple病の1例. 胃と腸 46:311-319, 2011.

[31] 長末智寛, 蔵原晃一, 八板弘樹, 他. 電子顕微鏡所見とPCR法で確診したWhipple病の1例. 日消誌 113:1894-1900, 2016.

[32] 蔵原晃一, 川崎啓佑, 長末智寛, 他. Whipple病. 胃と腸 53:489-495, 2018.

[33] 堤寛. 感染症診断と病理21—胃・十二指腸生検にみつかる病原体(2). 医薬ジャーナル 55:717-725, 2019.

[34] 上田渉, 大川清孝, 佐野弘治, 他. 非定型抗酸菌(*Mycobacterium avium*)腸炎の1例. 胃と腸 44:1622-1628, 2009.

[35] Sun HY, Chen MY, Wu MS, et al. Endoscopic appearance of GI mycobacteriosis caused by the *Mycobacterium avium* complex in a patient with AIDS：case report and review. Gastrointest Endosc 61:775-779, 2005.

[36] 永田尚義, 猪狩亨, 目崎和久, 他. 十二指腸と回盲弁に特徴的な内視鏡所見を呈した消化管非結核性抗酸菌症の1例. 胃と腸 52:249-253, 2017.

[37] 鯉渕智彦. AIDS指標疾患. 臨検 63:587-591, 2019.

[38] 岸昌廣, 平井郁仁, 久部高司, 他. 十二指腸非乳頭部びまん性病変—消化管感染症の十二指腸病変. 胃と腸 53:1635-1644, 2018.

[39] 清水誠治. ランブル鞭毛虫症. 大川清孝, 清水誠治(編). 感染性腸炎A to Z, 第2版. 医学書院, pp 222-223, 2012.

[40] 金城福則, 仲村将泉, 内間庸文, 他. 知ってそうで知らない消化器疾患(第13回)—糞線虫症. G.I.Res 23:242-247, 2015.

[41] 金城福則, 寺本彰. 寄生虫感染症(糞線虫症). 胃と腸 51:1714-1716, 2016.

上消化道感染的病理组织学表现

田边 宽 [1]

岩下 明德

堺 勇二 [2]

前田 和弘 [3]

原冈 诚司 [1]

太田 敦子 [4]

小野 贵大 [5]

金城 健 [6]

摘要●本文对上消化道感染性疾病中，通过组织像可以确诊的单纯疱疹性食管炎、巨细胞病毒感染性疾病、念珠菌病、结核、梅毒、异尖线虫病、Whipple病、粪类圆线虫病、蓝氏贾第鞭毛虫病、非结核性抗酸菌症、等孢球虫病的临床病理学特征进行了概述。这些疾病大多与免疫缺陷状态有关，在超高龄社会，以及HIV感染者正在增加的日本，预计相关患者今后还会增加。有些疾病在组织学上很容易诊断，但也有些疾病需要在临床信息和知识以及经验的基础上，进行仔细的检查才能诊断。

关键词　上消化道　感染性疾病　免疫缺陷状态　病理组织学

[1] 福冈大学筑紫病院病理部　〒818-8502 筑紫野市俗明院 1 丁目 1-1
[2] 医療法人親愛ステーションクリニック
[3] 医療法人親愛天神クリニック
[4] 福冈大学筑紫病院临床检查部
[5] 同　炎症性腸疾患センター
[6] 同　消化器内科

前言

上消化道感染性疾病多是与免疫缺陷状态相关的比较罕见的疾病。虽然也有根据患者情况和内镜表现在临床上可以推测诊断的情况，但据活检的特征性病理组织像得到确诊的病例也不少。本文介绍了具有代表性的上消化道感染的临床病理学表现。

感染性食管炎

1. 单纯疱疹性食管炎

单纯疱疹性食管炎的起因病毒大多是 HSV（herpes simplex virus）-1，据推测，多数是潜伏感染三叉神经节的神经细胞的病毒被排泄到唾液中，从而感染咽喉部和食管，引起与口唇同样的溃疡性病变。虽然多见于免疫缺陷状

态的患者，但健康的成人和新生儿也有可能发病。在免疫缺陷状态下，与念珠菌病或巨细胞病毒（cytomegalovirus，CMV）等的混合感染也很多。好发于食管下部，其形态从糜烂或小溃疡，到它们愈合、扩大后形成边缘不规则的糜烂、溃疡等多种多样，但溃疡本身比较浅。另外，根据有无混合感染，肉眼观察到的图像也不同。从病理组织学上看，可见溃疡边缘的扁平上皮细胞的肿大、多核化，在这些细胞内发现特征性的核内包涵体（**图 1a**）。另外，使用抗 HSV-1 抗体的免疫组织化学染色成为诊断的辅助手段（**图 1b**）。本病的诊断需要通过来自核内包涵体的溃疡边缘部的扁平上皮的活检。

2. CMV性食管炎

由 CMV 引起的病变，是由非显性感染的病

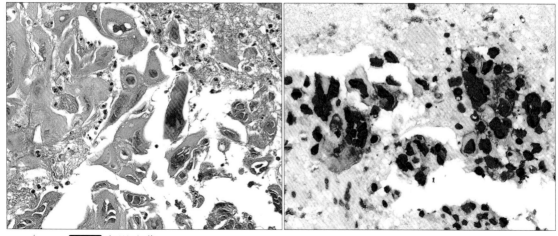

图1 病理组织像

a 单纯疱疹性食管炎的病理组织像。溃疡边缘的扁平上皮细胞的核大，可见多核，这些细胞内发现特征性的核内包涵体。

b 核内包涵体在免疫组织化学上抗HSV抗体呈阳性。

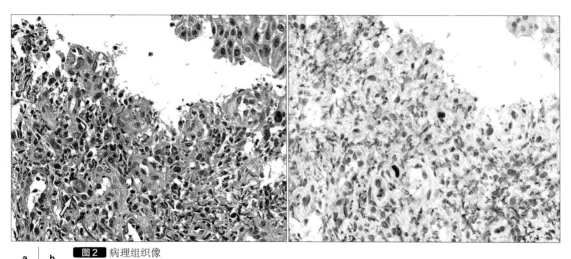

图2 病理组织像

a CMV性食管炎的病理组织像。溃疡底部肉芽组织内的血管内皮肿大，其核内可见包涵体（黄箭头）。

b 核内包涵体在免疫组织化学上抗CMV抗体呈阳性。

毒在宿主免疫缺陷状态下再次活化而引起的。好发于食管中下部，由单独感染引起的典型病变为边缘规则的较深的穿凿性溃疡，其特征是较深且缺乏白苔附着。溃疡的成因推测是由于病毒引起黏膜到黏膜下层分布的小血管的内皮细胞障碍而导致缺血。病理组织学上，溃疡底部的肉芽组织内，主要是血管内皮中检测出巨细胞核内包涵体（**图2a**）。因此，活检必须采集溃疡底部的肉芽组织。HE染色即使发现巨细胞核内包涵体不清晰，但血管内皮可见明显的肉芽组织，强烈怀疑是CMV引起的病变时，推荐使用抗CMV抗体的免疫组织化学染色（**图2b**）。但是，大多数情况下，1份活检标本内只有1~2个抗CMV抗体阳性细胞。

3. 食管念珠菌病

食管念珠菌病90%以上的致病菌是白色念珠菌（*Candida albicans*）。内镜观察到附着少量白苔的轻症也可能发生在无基础疾病的人身

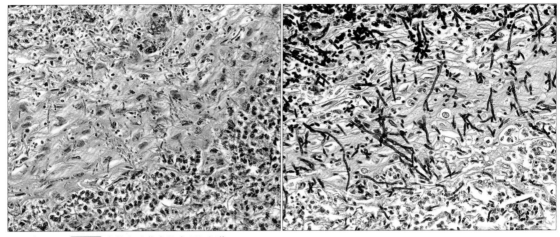

a | b

图3 食管念珠菌病的病理组织像
a 食管念珠菌病的病理组织像。在剥离的上皮上发现了大量念珠菌的假性菌丝和孢子。
b 念珠菌的假性菌丝和孢子在PAS染色中呈阳性。

上，免疫缺陷状态下还会有大量的白苔融合并纵向发展，白苔有时会覆盖食管全周。多见于食管下部。从病理组织学上看，扁平上皮内可见以嗜中性粒细胞为中心的炎症细胞浸润，并可发现呈肠衣样形态的假性菌丝和类圆形孢子，特别是观察到菌丝刺入扁平上皮表面（**图 3a**）。

这些假性菌丝和孢子被 PAS（periodic acid-Schiff）染色染成紫红色，变得更加清晰（**图 3b**）。

4. 食管结核

结核病是由属于抗酸菌属的结核菌（*Mycobacterium tuberculosis*）感染引起的各脏器特异性炎症性疾病。据 Lockard 报道，食管结核致死仅占全部结核死亡的 0.15%，是极为罕见的疾病。食管结核是继发于纵隔淋巴结结核的继发性结核，即支气管周围或纵隔内的干酪化淋巴结穿破食管引起的结核占多数。因此，作为发生部位，胸中部食管，特别是气管分支部水平的发生率很高。肉眼观察到的图像可能在较短的时间内随时间变化，但由肿大淋巴结的挤压引起的黏膜下肿瘤（submucosal tumor，SMT）样的隆起，结核性淋巴结炎的穿破引起的伴随平滑边缘隆起的溃疡的形成，以及管外的瘘孔形成等观察结果很重要。本病的

确诊需要病理组织学上证明干酪性肉芽肿和结核菌的存在。结核中典型的干酪性肉芽肿是比较大型的、融合性的，由中心的干酪化病灶、围绕其的大型类上皮细胞和 Langhans 型巨细胞组成的中间层以及最外层的淋巴细胞环等 3 层组成。但是，内镜检查时，通过食管活检的干酪性肉芽肿的检出率为 21.4%~33.3%，并不高。另外，推测结核菌的检出率更低。

感染性胃炎

1. 胃结核

据八尾等报道，消化道结核中胃结核所占比例极少，仅为 0.8%。据推测，其原因有①胃酸的抗菌作用、②胃内停留时间短、③胃的局部免疫作用、④胃壁淋巴组织少、⑤胃黏膜的保护作用等，是多种因素相作用的结果。胃结核的好发部位是淋巴组织较多的幽门前庭部和胃体部小弯。肉眼可见溃疡型占多数。在病理组织学上，与其他脏器一样，可见大型的有融合性的干酪性肉芽肿。虽然需要与结节病进行鉴别，但在肉芽肿中未见干酪样坏死的情况下（**图 4**），有时仅凭病理组织学的所见难以鉴别两者。这种情况下需要结合结核菌素反应、胸部 X 线检查、Kuveim 反应等其他临床观察进

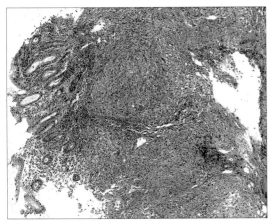

图4 结核的病理组织像。可见有融合性的大型类上皮细胞肉芽肿

行讨论。对于胃结核的诊断，胃液培养和 PCR（polymerase chain reaction）法等也很有效。

2. CMV性胃炎

和食管病变一样，通常是由于隐性/潜伏性感染的病毒，在宿主的免疫缺陷状态下再次活化而发病，但也有在健康成人中发病的情况。在免疫缺陷状态下发病时，也有可能同时出现食管病变等症状。根据尾形等的报告，健康成人的 CMV 性胃炎的内镜表现，从胃角部到前庭部多发性浅层不规则溃疡和糜烂较多。另外，永田等还指出，免疫缺陷患者的 CMV 胃病变的溃疡形态中，非穿凿性溃疡（non-punched out ulcer）多于穿凿性溃疡（punched out ulcer），而且溃疡以外的发红、糜烂、黏膜水肿等比较轻微的表现较多。病理组织学上与食管病变相同，溃疡底部的肉芽组织内的血管内皮细胞和纤维芽细胞内可见巨细胞核内包涵体（**图5**）。因此，需要从溃疡底部进行活检。与通常从溃疡底部采集的肉芽组织相比，CMV 胃病变的血管和内皮细胞给人明显的印象。

3. 胃梅毒

胃梅毒是在第 2 期血行性全身散播的 *Treponema pallidum* 浸润胃黏膜而发病的，其机制和皮疹一样，被认为是对菌体和代谢产物的血管过敏所致。肉眼可见，以前庭部为中心多发糜烂和不规则的浅层溃疡，但也有呈全周性壁硬化和漏斗状狭窄，需要与胃硬癌相鉴别的情况。从病理组织学的角度来看，黏膜内的间质可见明显的浆细胞浸润（**图6a**），从免疫组织化学的角度来看，发现了大量抗梅毒螺旋体抗体呈阳性的菌体（**图6b**）。诊断时，病史和临床观察很重要，但作为病理组织学诊断的要点，黏膜固有层有显著的浆细胞浸润。据推测，随着梅毒患者的增加，今后遇到本病的机会将会增加。

4. 胃念珠菌病

和食管念珠菌病一样，基本上是在免疫缺陷状态下发病。据冢本介绍，尸检例中胃念珠

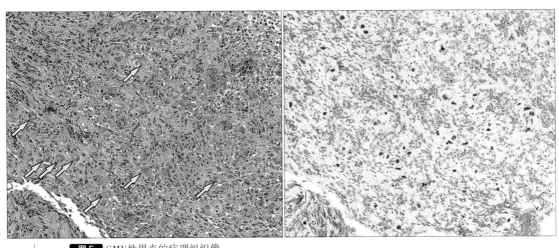

a	b

图5 CMV性胃炎的病理组织像
a CMV性胃炎的病理组织像。溃疡底部的肉芽组织内，发现有多个核内包涵体（黄箭头）。
b 核内包涵体在免疫组织化学上抗CMV抗体呈阳性。

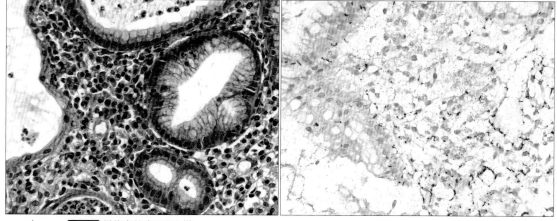

a | b **图6** 胃梅毒的病理组织像
　　a 胃梅毒的病理组织像。发现间质中以浆细胞为中心的炎症细胞浸润。
　　b 在免疫组织化学上，发现大量抗梅毒螺旋体抗体呈阳性的菌体。

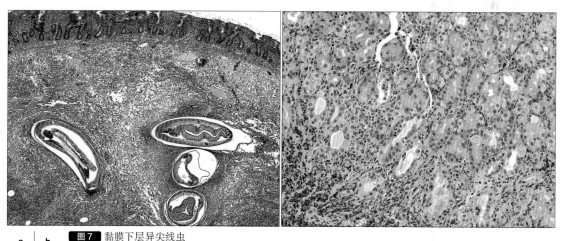

a | b **图7** 黏膜下层异尖线虫
　　a 在黏膜下层发现了异尖线虫的虫体（图像为空肠）。
　　b 伴有明显的嗜酸性粒细胞浸润的胃活检标本。

菌病的概率仅为3%（111/3,339例），其中多数在胃中部（胃体部）形成病灶。其肉眼观察为周围黏膜呈扁平状隆起的圆形灰黄色病变，与周围黏膜交界处多伴有细的带状充血，且部分有融合倾向。从病理组织学上看，Candida从黏膜表面呈垂直栅栏状的层状排列，可见显示香肠形状的假性菌丝和孢子的增殖，周围组织呈坏死性、化脓性、出血性、假膜性等多种急性炎症像。

5. 胃异尖线虫病

　　胃异尖线虫病在临床上分为侵袭型和缓和型。伴随剧烈腹痛的侵袭型病态被认为与对虫体刺入的Ⅰ型和Ⅲ型过敏有关。从病理组织学上看，胃壁全层，特别是黏膜下层有明显的弥漫性嗜酸性粒细胞浸润、水肿、纤维素渗出，并且还伴有淋巴管或血管扩张以及轻度出血。这些反应被认为是因Arthus型（Ⅲ型）过敏反应引起的。另外，胃壁，特别是黏膜下层可见虫体和其角质（**图7a**），有时还可发现以它们为中心的寄生虫性肉芽肿（parasitic granuloma）或嗜酸性粒细胞性肉芽肿（eosinophilic granuloma）的形成。在胃的SMT样隆起等处进

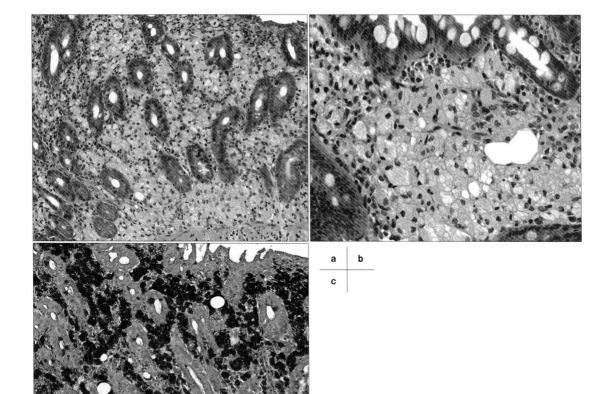

a	b
c	

图8 Whipple病的病理组织像
a,b Whipple病的病理组织像。在十二指肠黏膜固有层发现具有微颗粒状灰白色细胞质的大型泡沫状巨噬细胞聚集。
c 大型泡沫状巨噬细胞显示PAS染色阳性。

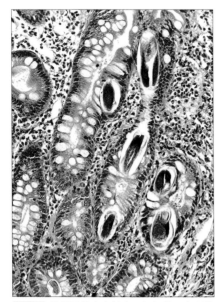

图9 粪类圆线虫病的病理组织像。发现粪类圆线虫的幼虫在黏膜的腺管内

行的活检中，特别是黏膜深层可见明显的嗜酸性粒细胞浸润的情况下，即使没有确认到虫体，也有必要怀疑有异尖线虫（**图7b**）。

感染性十二指肠炎

1. Whipple病

　　Whipple病是由革兰阴性杆菌 *Tropheryma whipplei* 感染引起的全身疾病，主要症状为腹泻、体重减轻、腹痛、关节痛等。推测是在免疫力低下的状态下感染、恶化的机会性感染性疾病。消化道的好发部位是包括十二指肠在内的小肠，内镜检查的特征是可见弥漫性的白色绒毛。从病理组织学上看，具有微颗粒状灰白色细胞质的大型泡沫状巨噬细胞主要聚集在黏膜固有层和淋巴结，其间可见脂肪滴（**图8a、b**）。大型泡沫状巨噬细胞吞噬 *Tropheryma*

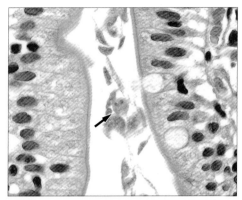

图10 蓝氏贾第鞭毛虫病的病理组织像。十二指肠黏膜的绒毛间具有与眼镜类似的成对核，发现显示西洋梨状特征形态的滋养体虫体（黑箭头）

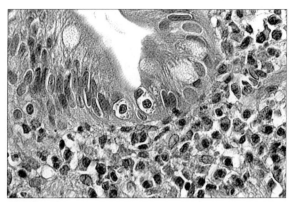

图11 十二指肠等孢球虫病的病理组织像。观察到在小肠吸收上皮细胞内形成大型晶状体
〔转载自：岩下明德，他. 消化管感染症の病理. 胃と腸 37：286-304, 2002〕

whipplei，PAS 染色显示阳性（**图8c**）。用电子显微镜确认这些被吞噬的菌体，或者用 PCR 确认到 16SrRNA 的话，就可以确诊。在非典型抗酸菌症中也同样发现了大型泡沫状巨噬细胞的聚集，Ziehl-Neelsen 染色有助于鉴别。

2. 粪类圆线虫病

粪类圆线虫（*Strongyloides stercoralis*）的丝状虫型（filariform，Filaria 型）幼虫的雌性，主要从脚经皮肤感染引起病变。分布在热带、亚热带地区，日本多在奄美群岛以南。通常无症状，但因宿主免疫力低下而出现腹泻、腹痛等症状。有症状者肉眼可见十二指肠和空肠上部有黏膜肿胀、发红、糜烂、浅层溃疡和绒毛排列紊乱等。在病理组织学上，可见幼虫在黏膜的腺管和间质内（**图9**），但也可以在黏膜下层或更深的部位看到。成虫和卵也存在于黏膜内。黏膜可见水肿、充血，由嗜酸性粒细胞、嗜中性粒细胞、淋巴细胞、浆细胞构成的炎症细胞浸润，糜烂，上皮幼化，绒毛平坦化和萎缩等。也有以侵入壁内的幼虫为中心的小脓肿和非干酪性的结核样小结节。在活检中，100% 的有症状者、5% 的无症状者中可以检测出幼虫。

3. 蓝氏贾第鞭毛虫病

Giardia lamblia 被分类为 *Giardia* 属的鞭毛虫类的一种，有滋养体和胞囊型两种形态。经口摄取的胞囊在十二指肠、小肠上部变成滋养体，引起十二指肠、小肠上部的黏膜损伤和胆道感染。大多数感染者无症状，或者只是出现一过性的胃肠道症状，几乎都能自然驱除，但如果宿主处于免疫缺陷状态，感染会迁延，临床上有时会病情加重。在病理组织学上，绒毛间可见具有与眼镜类似的成对核和一根中心性纵向性轴索、显示西洋梨状特征形态的滋养体虫体（**图10**）。隐窝内有急性局部炎症，黏膜固有层和黏膜下层也有可能出现。

4. 非结核性抗酸菌症

非结核性抗酸菌症是以结核菌群以外的抗酸菌鸟分枝杆菌（*Mycobacterium avium*）和细胞内分枝杆菌（*Mycobacterium intracellulare*）等为致病菌的细菌感染性疾病，特别是艾滋病（acquired immunodeficiency syndrome）患者的全身机会性感染症的部分症状有时会形成消化道病变。患病部位多为十二指肠，肉眼可见黏膜呈弥漫性肥厚，表面呈白色颗粒状。在病理组织学上，大吞噬细胞聚集在黏膜固有层，其中一部分涉及黏膜下层。绒毛缩短、肥厚。大吞噬细胞的胞体因充满细菌而呈现淡蓝色细条纹状。在病理组织学上与 Whipple 病类似，但本病中大吞噬细胞的胞体内的细菌呈抗酸菌染色阳性。

5. 等孢球虫病

等孢球虫病是一种由孢子虫门、孢子虫网、真球虫目、爱美虫科的原虫贝氏等孢球虫（*Isospora belli*）的经口感染引起的腹泻症，有时会引起消化道吸收不良综合征。人类是唯一的宿主，通常以小肠，特别是十二指肠及小肠上部的上皮细胞为感染灶。即使是正常人也会出现一过性感染，但成人 T 细胞性白血病和艾滋病等免疫缺陷状态下腹泻会迁延本病。发病早期的内镜像以黏膜水肿像为主，长期的话 Kerckring 皱襞会消失。在病理组织学上，可见吸收上皮细胞内的大型裂殖体（schizont）的形成（**图 11**）。黏膜几乎没有变化，或伴有轻度炎症细胞浸润的部分中等程度的绒毛萎缩。

结语

这次提到的上消化道感染性疾病，大部分是在免疫缺陷状态下感染显著的比较罕见的疾病。因此，在处于超高龄社会且 HIV（human immunodeficiency virus）感染者呈增加趋势的日本，预计今后遇到这些迄今为止罕见疾病的机会将会增加。虽然也有临床上可以推测诊断的情况，但在确诊时需要病理组织学意见的支持，以及临床上无法推测诊断，只能依靠病理诊断的情况也很多。病理医生需要广泛的知识和细心的注意，对标本进行检镜，希望临床医生不仅要在委托票据上注明年龄、性别，还要尽量将服用的药物、全身状态等患者信息记录下来。

参考文献

[1] 太田敦行, 岩下明德, 池田圭祐, 他. びらん・潰瘍を呈する食道病変の病理診断. 胃と腸 50:131-138, 2015.

[2] 高木靖寛, 平井郁仁, 宮岡正喜, 他. びらん・潰瘍・陥凹を示す病変の特徴と鑑別. 胃と腸 51:197-205, 2016.

[3] 二村聡, 山田梢, 中村守. 感染性食道炎の病理形態学的特徴—127例の病理学的検討結果から. 胃と腸 46:1167-1177, 2011.

[4] 藤原崇, 門馬久美子, 堀口慎一郎, 他. 感染性食道炎—ヘルペス食道炎, サイトメガロウイルス食道病変, 食道カンジダ症. 胃と腸 46:1213-1224, 2011.

[5] 荒川丈夫, 山田義也, 門馬久美子, 他. ヘルペスウイルス感染症. 胃と腸 37:395-398, 2002.

[6] Lockard LB. Esophageal tuberculosis：a clinical review. Laryngoscope 23:561-584, 1913.

[7] 佐野真, 杉岡篤, 五月女恵一, 他. 脊椎カリエスの流注膿瘍穿破に続発した結核性食道潰瘍の1例—食道結核本邦報告例42例の検討. Gastroenterol Endosc 32:2598-2609, 1990.

[8] 星加和徳, 鴨井隆一, 加藤智弘, 他. 食道結核の1例—内視鏡所見を中心に. Gastroenterol Endosc 30:387-392, 1988.

[9] 八尾恒良, 櫻井俊弘, 山本淳也, 他. 最近の腸結核—10年間の本邦報告例の解析. 胃と腸 30:485-490, 1995.

[10] Palmer ED. Tuberculosis of the stomach and the stomach in tuberculosis；a review with particular reference to gross pathology and gastroscopic diagnosis. Am Rev Tuberc 61:116-130, 1950.

[11] 尾形隆, 嘉村亜希子, 栗原陽一, 他. 健常人に発症したサイトメガロウイルス胃炎の1例. 日消誌 99:483-488, 2002.

[12] 永田尚義, 矢田智之, 西村崇, 他. 免疫不全患者におけるサイトメガロウイルスの上部消化管病変—内視鏡像と臨床像の検討. Gastroenterol Endosc 51:2414-2425, 2009.

[13] 岡本昭二, 原紀道, 伊藤光政, 他. 胃粘膜疹を伴った第2期梅毒. 臨皮 21:269-276, 1967.

[14] Maruyama M, Hayakawa H, Nishizawa M, et al. Gastric Lesion Associated with Secondary Syphilis：a case suspected of gastric sarcoma by X-ray and endoscope. 胃と腸 3:195-202, 1968.

[15] 野中敬, 君塚善文, 坂口隆, 他. 胃病変から診断された梅毒の1例. Gastroenterol Endosc 51:1556-1562, 2009.

[16] 塚本秀人. 消化管真菌症の臨床病理学的検討. 日消誌 83:2341-2350, 1986.

[17] 松本主之, 藤澤聖, 迫口直子, 他. 消化管アニサキス症. 胃と腸 37:429-436, 2002.

[18] 岩下明德, 原岡誠司, 高木靖寛, 他. 消化管感染症の病理. 胃と腸 37:286-304, 2002.

[19] 金城福則, 豊見山良作, 外間昭, 他. Whipple病の1例. 胃と腸 40:1197-1201, 2005.

[20] 平野昭和, 平井郁仁, 高田康道, 他. 画像所見にて診断し経過観察しえたWhipple病の1例. 胃と腸 51:1626-1634, 2016.

[21] 岩下明德. 腸管—非腫瘍性疾患. 向井清, 真鍋俊明, 深山正久（編）. 外科病理学, 4版. 文光堂, pp 503-559, 2006.

[22] 池田圭祐, 岩下明德, 田邉寛, 他. 組織像でわかる感染性腸炎. 胃と腸 43:1590-1605, 2008.

[23] 金城福則, 座覇修, 平田哲生, 他. 糞線虫症. 胃と腸 37:437-441, 2002.

[24] 松本主之, 檜沢一興, 浅野光一, 他. ランブル鞭毛虫症. 胃と腸 37:405-408, 2002.

[25] 吉田光宏, 平井郁仁, 宇野博之, 他. 十二指腸にびまん性微細隆起病変と回腸盲腸に腸結核の所見を認めcommon variable immunodeficiencyを合併したランブル鞭毛虫症の1例. 胃と腸 37:840-847, 2002.

[26] 望月祐一, 松本主之, 飯田三雄. イソスポーラ症. 胃と腸 37:409-414, 2002.

Summary

Clinicopathological Findings of Gastrointestinal Infectious Disease

Hiroshi Tanabe[1], Akinori Iwashita,
Yuji Sakai[2], Kazuhiro Maeda[3],
Seiji Haraoka[1], Atsuko Ota[4],
Takahiro Ono[5], Ken Kinjyo[6]

This study briefly describes the clinicopathological findings of gastrointestinal infectious diseases, which can be diagnosed by histological findings. These include herpetic esophagitis, cytomegalic inclusion disease, candidiasis, tuberculosis, syphilis, anisakiasis, Whipple disease, strongyloidiasis, Giardia lamblia infection, atypical mycobacterial infection, and isosporiasis. Gastrointestinal infectious diseases are associated with immunodeficiency ; therefore, there is an increasing incidence in Japan due to the increase in super-aged societies and patients with HIV. Clinical information, knowledge, and experience are important in the diagnosis of gastrointestinal infectious diseases.

[1]Department of Pathology, Fukuoka University Chikushi Hospital, Chikushino, Japan.
[2]Medical Corporation Shin-ai, Station Clinic, Fukuoka, Japan.
[3]Medical Corporation Shin-ai, Tenjin Clinic, Fukuoka, Japan.
[4]Department of Clinical Laboratory, Fukuoka University Chikushi Hospital, Chikushino, Japan.
[5]Inflammatory Bowel Disease Center, Fukuoka University Chikushi Hospital, Chikushino, Japan.
[6]Department of Gastroenterology, Fukuoka University Chikushi Hospital, Chikushino, Japan.

感染性食管炎

疱疹性食管炎

Herpes Esophagitis

田中 一平 [1]　　　平泽 大　　　　松田 知己

中堀 昌人　　　　奥园 彻　　　　铃木 宪次郎

阿部 洋子　　　　田中 由佳里　　五十岚 公洋

名和田 义高　　　海野 修平　　　长南 明道 [2]

[1] 仙台厚生病院消化器内科
〒 980-0873 仙台市青叶区広瀬町 4-15
E-mail：ippeitanaka777@gmail.com
[2] 仙石病院内科

关键词　疱疹性食管炎　疱疹病毒　食管溃疡　volcano-like appearance

疾病的概念及最新进展

1. 疾病的概念

疱疹性食管炎是潜伏感染三叉神经节的神经细胞的疱疹病毒（herpes simplex virus；HSV）再次活化，在唾液中排泄，从而感染食管黏膜而发病。在化疗期间或器官移植后、HIV（human immunodeficiency virus）感染等免疫抑制状态的患者较多，但没有基础疾病的健康成人也有发病的情况。

症状有发热、胃灼热、吞咽痛、吐气等。如果伴有口腔内病变，还会出现咽喉痛。但是也有缺乏临床症状的病例，在上消化道内镜（esophagogastroduodenoscopy，EGD）检查中也有发现。

2. 最新进展

疱疹性食管炎是感染性食管炎中罕见的疾病，据医学中央杂志（1998—2019 年）报告的病例有 68 例。

作为疱疹性食管炎的背景疾病，有 HIV 感染和化疗治疗等，随着其患病人数的增加，今后我们内镜医生遇到疱疹性食管炎的机会有可能逐渐增加。虽然不是日常临床中经常遇到的疾病，但如果理解了特征性的内镜表现，就比较容易诊断。

在本文中，将从疱疹性食管炎的内镜图像、病理学特征、鉴别疾病到治疗方针，对需要理解的要点进行解说。

疾病的特征及鉴别诊断

1. EGD所见（疱疹性食管炎的自然史）

疱疹性食管炎根据感染时期的不同，其内镜表现也不同。

（1）初期表现

HSV 感染食管的上皮细胞时，上皮细胞呈球状膨胀，细胞之间的结合性消失，形成水疱。这个水疱的形成是疱疹性食管炎的特征性的感染初期表现（图 1a）。

（2）中期表现

可见水疱破裂的浅层小溃疡。该溃疡呈

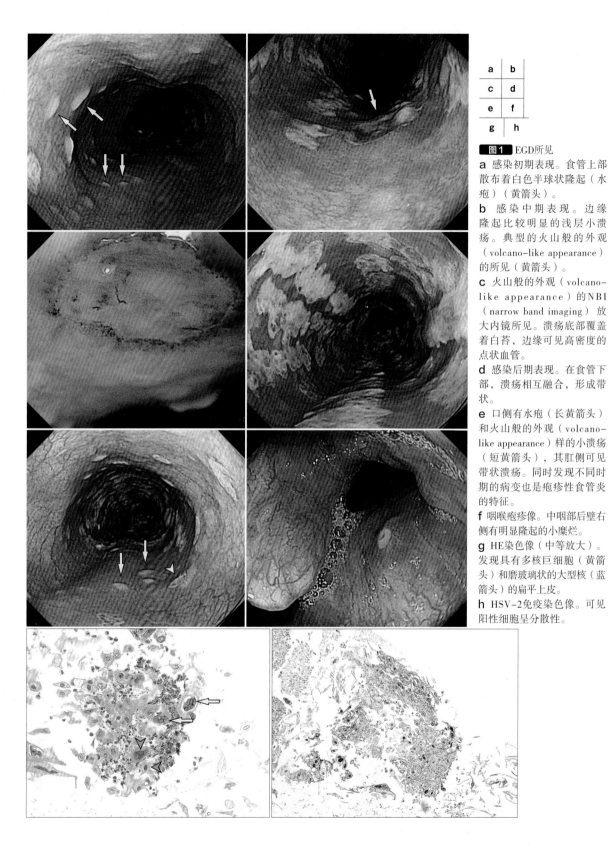

a	b
c	d
e	f
g	h

图1 EGD所见

a 感染初期表现。食管上部散布着白色半球状隆起（水疱）（黄箭头）。

b 感染中期表现。边缘隆起比较明显的浅层小溃疡。典型的火山般的外观（volcano-like appearance）的所见（黄箭头）。

c 火山般的外观（volcano-like appearance）的NBI（narrow band imaging）放大内镜所见。溃疡底部覆盖着白苔，边缘可见高密度的点状血管。

d 感染后期表现。在食管下部，溃疡相互融合，形成带状。

e 口侧有水疱（长黄箭头）和火山般的外观（volcano-like appearance）样的小溃疡（短黄箭头），其肛侧可见带状溃疡。同时发现不同时期的病变也是疱疹性食管炎的特征。

f 咽喉疱疹像。中咽部后壁右侧有明显隆起的小糜烂。

g HE染色像（中等放大）。发现具有多核巨细胞（黄箭头）和磨玻璃状的大型核（蓝箭头）的扁平上皮。

h HSV-2免疫染色像。可见阳性细胞呈分散性。

现出边界清晰、边缘隆起较为明显的特征形态，因此被称为火山般的外观（volcano-like appearance）（**图 1b、c**）。同义词有火山口样所见等。Agha 等首次报告，在约 75% 的疱疹性食管炎中发现。

（3）后期表现

小溃疡相互融合，最终形成带状或地图状（**图 1d**）。随着病情的发展，溃疡融合扩大，周围黏膜也可见水疱和小糜烂，同时存在不同时期的病变，这也是疱疹性食管炎的特征性所见（**图 1e**）。另外，在咽部也可看到的情况下，可观察到隆起明显的小糜烂（**图 1f**）。

（4）混合感染时

除了上述疱疹性食管炎的特异性所见外，如果同时出现厚的白苔或穿凿性溃疡，可怀疑是念珠菌或巨细胞病毒（cytomegalovirus，CMV）的混合感染。混合感染的病例会呈现多种内镜表现，因此仅凭内镜观察很难诊断。如果发现非典型的食管糜烂或食管溃疡，除进行详细观察外，还必须通过活检进行病理组织学检查。

2. 病理组织学诊断

疱疹性食管炎的确诊是通过活检的病理组织学诊断来完成的。由于 HSV 容易感染上皮细胞，所以活检要从与糜烂的交界处进行。在病理组织学上，可发现暗示糜烂的嗜中性粒细胞浸润和病毒感染的上皮细胞。感染的上皮细胞中可见核内包涵体和多核巨细胞（**图 1g**）。核内包涵体的形态多种多样，从呈均匀的磨玻璃状到被环状的光环（halo）包围。不过，不仅是 HE 染色的结果，也需结合对核病毒抗原使用市售抗体的免疫染色结果进行最终诊断（**图 1h**）。

3. 鉴别诊断

（1）食管念珠菌病

食管壁附着的白苔是其特征，未发现形成类似疱疹性食管炎的水疱或溃疡。轻症病例中只有微小的白苔散布，但重症化后白苔融合，有时几乎遍布全周。

（2）CMV 性食管炎

在食管中下部形成比较大的溃疡。与疱疹性食管炎相比，溃疡较深，呈边缘隆起不明显的穿凿状。HSV 直接伤害并感染食管的多层扁平上皮，所以病变部的溃疡很浅。另一方面，CMV 会直接伤害分布在食管黏膜层和黏膜下层的小型血管内皮细胞，造成血管支配区域的末梢循环障碍，因此病变部位的溃疡比较深且广。

（3）结核

分为结核杆菌直接感染食管的原发性和从周围脏器波及的继发性。日本的食管结核大多是继发于纵隔淋巴结结核的继发性食管结核。可观察到顶部伴有溃疡的黏膜下肿瘤（submucosal tumor，SMT）样隆起。如果关注溃疡的轮廓和 SMT 样的变化的话，很容易鉴别。

（4）Crohn 病

食管 Crohn 病的特征是：①纵列倾向明显的糜烂和小溃疡。②广泛可见的不规则~类圆形溃疡或糜烂。③纵向溃疡或鹅卵石像。虽然有时很难与疱疹性食管炎所见的小溃疡相鉴别，但如果能确认食管周围有水疱，则强烈怀疑是疱疹性食管炎。

（5）Behçet 病

溃疡多呈圆形的穿凿性溃疡，但也有细微的小溃疡和小糜烂等多种病变，有时难以鉴别。基于免疫染色的病理学检查是有用的。

（6）转移性食管肿瘤

由于胃癌的食管壁内转移是淋巴行性的，所以有时会多发纵向的黄色结节状隆起。从没有看到色调的差异和水疱性变化这一点上可以进行鉴别。

（7）异位皮脂腺

以食管中部为中心，黄白色小颗粒聚集，呈大大小小的扁平隆起。隆起的顶部可见相当于导管的微小突起。

（8）Cowden 病

呈现消化道息肉症的疾病之一，食管多发白色扁平隆起。多发的隆起为糖原棘皮症，由于未发现疱疹性食管炎的水疱可见的透光性，所以容易鉴别。

治疗方针

治疗根据患者的免疫状态而不同。正常人在 2 周左右就可以自然好转，但对于症状较重的病例或期待早期改善的病例使用抗病毒药物是有用的。另一方面，如果是免疫抑制患者发病，病情有可能会加重（黏膜坏死、出血、气管食管瘘），因此需要早期使用抗病毒药物。作为治疗例子：每 8 h 使用阿昔洛韦 5mg/kg 点滴静注；内服的话，阿昔洛韦 1 次 400mg, 1 天 5 次，连续口服 14~21 天。

参考文献

[1] 金政秀俊, 宮川昌巳, 仁丹利行, 他. 健常成人に発症したヘルペス食道炎の1例. 胃と腸 39:1436-1437, 2004.
[2] 厚生労働省エイズ動向委員会. 平成29(2017)年エイズ発生動向—概要. 2018.
[3] 国立がん研究センターがん情報サービス. がん登録・統計. https://ganjoho.jp/reg_stat/.
[4] Agha FP, Lee HH, Nostrant TT. Herpetic esophagitis：a diagnostic challenge in immunocompromised patients. Am J Gastroenterol 81:246-253, 1986.
[5] Nash G, Ross JS. Herpetic esophagitis. A common cause of esophageal ulceration. Hum Pathol 5:339-345, 1974.
[6] 根本哲生. 食道—正常と炎症性疾患. 胃と腸 49:1906-1913, 2011.
[7] 二村聡, 山田梢, 中村守. 感染性食道炎の病理形態学的特徴—127例の病理学的検討結果から. 胃と腸 46:1167-1177, 2011.
[8] 平井郁仁, 岸昌廣, 佐藤祐邦, 他：Crohn病の食道病変—その合併頻度, 臨床像, 内視鏡所見について. 胃と腸 46:1233-1245, 2011.

感染性食管炎

巨细胞病毒性食管炎

Cytomegalovirus Esophagitis

高雄 晓成[1]   藤原 崇[2]   堀口 慎一郎[3]

前田 有纪[4]   小泉 浩一[1]   今村 显史[5]

门马 久美子[4]

[1] がん・感染症センター都立駒込病院消化器内科
〒 113-8677 東京都文京区本駒込 3 丁目 18-22
E-mail : aki-tko@cick.jp
[2] 藤原胃腸科内科
[3] がん・感染症センター都立駒込病院病理科
[4] 同　内視鏡科
[5] 同　感染症科

关键词   巨细胞病毒性食管炎   HIV   免疫抑制状态

疾病的概念及最新进展

巨细胞病毒（cytomegalovirus，CMV）是属于疱疹病毒科的病毒，通常在幼年时期感染，首次感染后经过不显性感染，多数情况下维持潜伏感染状态。但是，在恶性肿瘤、类固醇使用者、HIV（human immunodeficiency virus）感染、骨髓移植后等免疫抑制状态的患者中，会引起潜伏感染的再次活化。偶尔也会在正常人身上发病。食管、胃、大肠等消化道发生糜烂或溃疡性病变，肺、视网膜、中枢神经也会发生病变。食管炎主要好发于 CD4（cluster of differentiation）值下降到 100 个 /μL 以下的 HIV 感染者。

近年来，在发达国家，随着治疗方法和治疗药物的进步，HIV 感染的管理也在提高。抗 HIV 治疗药物副作用较强的时期开始治疗较晚，目前推荐不管 CD4 值如何都要开始治疗。在美国保健福利部（United States Department of Health and Human Services，DHHS）的指南中，

从 2017 年开始推荐在确诊 HIV 感染的同时开始抗反转录病毒疗法（anti-retroviral therapy，ART），在全球范围内，一旦确诊感染，建议尽早开始治疗。

另一方面，据 2017 年的艾滋病发病动向年报显示，在 2017 年日本新增 HIV 阳性者报告件数为 1,389 件，约占艾滋病发病人数的三成，仍居高不下。新确诊 HIV 感染的患者，也需要处理包括巨细胞病毒性食管炎（CMV 性食管炎）在内的机会性感染症。但是，在对近年来美国 25 例关于 CMV 性食管炎的单机构的 10 年间的研究报告中指出，作为基础疾病，未发现一例 HIV 感染者，口服含有类固醇药物的免疫抑制剂者、骨髓或器官移植后、患有恶性肿瘤的患者是危险因素，因此作为背景疾病，也有必要注意 HIV 感染症以外的病态。

疾病的特征及鉴别诊断

好发部位是胸部中部～下部食管。穿凿性

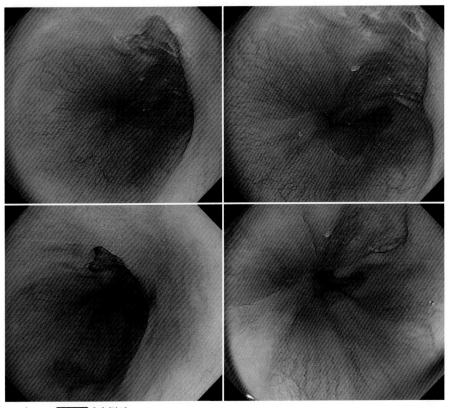

| a | b |
| c | d |

图1 [病例1]

a,b 普通内镜图像。食管胃接合部（esophagogastric junction，EGJ）附近可见穿凿性溃疡。溃疡底部缺乏白苔附着。

c,d 靛胭脂染色分布像。溃疡边缘规则，边缘伴有轻度的隆起。

溃疡是内镜观察的特征，发现是三成左右CMV性食管炎。

以深度溃疡为特征，溃疡底部的白苔不明显，溃疡边缘规则，有轻度隆起（**图1a～d**）。另外，还具有呈现地图状、不规则、类圆形的浅层溃疡和显示纵走倾向的糜烂性病变等多种形态（**图2，图3**）的特征。并发症包括出血、穿孔和狭窄。

确定诊断需要在病理组织中发现下列一种或多种：①巨细胞病毒的证明，②通过原位杂交（in situ hybridization）证明CMV-DNA，③使用抗CMV单克隆抗体的免疫染色中，检测出CMV阳性细胞。根据经验，活检部位和方法，最好从溃疡底部进行充分量的组织活检。实际自身经验的病例的病理组织像也显示，CMV阳性细胞散见于溃疡内较深的地方（**图1e～g**）。

由于形成多种溃疡性病变，Behçet病、Crohn病、反流性食管炎等鉴别疾病也很广泛。在CMV性食管炎容易发病的免疫抑制状态下，HSV（herpes simplex virus）食管炎和特发性食管溃疡是重要的鉴别疾病。

HSV食管炎边界清晰，伴有轻度边缘隆起的糜烂、溃疡。水疱融合后形成地图状或有纵走倾向的溃疡，有时很难与CMV性食管炎相鉴别，但可见镶边的黏膜上皮白浊是HSV食管炎的特征性所见。特发性食道溃疡多形成有多发倾向的穿凿性溃疡，仅凭肉眼形态很难诊断，两者的鉴别必须通过活检诊断。

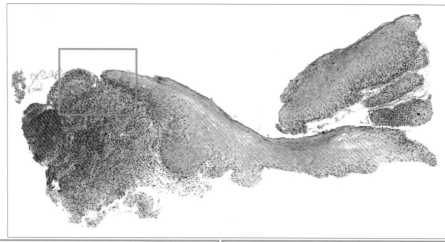

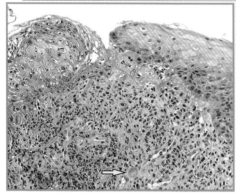
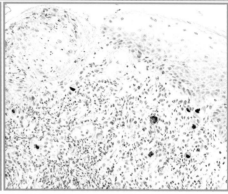

e

f | g

图1（续）

e 病理组织像（弱放大）。这是从溃疡边缘隆起处采集的组织图像。大致采集了扁平上皮，但也采集了左边边缘的溃疡部分。

f,g e的绿框部强放大像。

f HE染色像。间质内随处可见具有包涵体的巨细胞（黄箭头）。

g 抗CMV抗体的免疫组织化学染色像。核内深部随处可见CMV呈阳性的细胞。

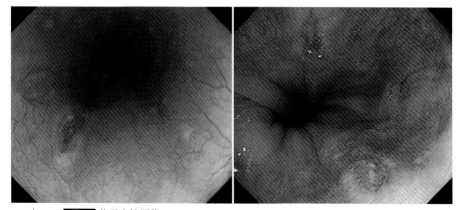

a | b

图2 普通内镜图像

a ［**病例2**］普通内镜图像。胸部中部食管可见单发的伴有边缘隆起的纵长的浅溃疡。

b ［**病例3**］普通内镜图像。在EGJ附近发现数毫米大小的有纵走倾向的糜烂。

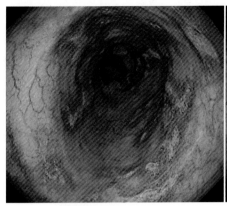 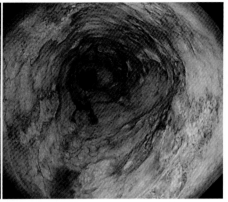

a | b ■图3■ ［病例4］
a：普通内镜图像。b：靛胭脂染色分布像。
在胸部中部食管，多发发红的中心伴随薄白苔的不规则的浅溃疡。

治疗方针

　　CMV 性食管炎大多在免疫抑制状态的患者中发病，因此有必要考虑使用抗病毒药物。作为抗病毒药物，可以选择更昔洛韦、缬更昔洛韦和膦甲酸进行治疗。一般来说，更昔洛韦是首选药物，但副作用有骨髓抑制、肾功能障碍和中枢神经障碍等。膦甲酸除电解质异常外，约 30% 会引起高概率的肾功能障碍，因此需要注意。

　　关于抗病毒药物的使用，需要根据食管病变的程度和食管以外的器官（胃、十二指肠、小肠、大肠、肛门等消化道，视网膜、中枢神经、肺）有无 CMV 感染进行综合判断。通常在 2~4 周的初期治疗后进行几周的维持疗法。但是，需要根据每个病例对初期治疗的治疗反应性等来讨论治疗时间，目前还没有确立统一的标准治疗方法。另外，对于出血和狭窄的病例，进行止血术和利用气球的食管扩张术等内镜治疗，而穿孔的病例则需要进行外科手术。

参考文献
[1] 卜部祥明, 上村雅之, 谷口英明, 他. 健常成人に発症したサイトメガロウイルスによる肝炎合併上部消化管潰瘍の2例. 日消誌　100:987-991, 2003.
[2] 厚生労働省エイズ動向委員会. 平成29（2017）年エイズ発生動向年報―概要. https://api-net.jfap.or.jp/status/2017/17nenpo/h29gaiyo.pdf.
[3] Hoversten P, Kamboj AK, Wu TT, et al. Risk factors, endoscopic features, and clinical outcomes of cytomegalovirus esophagitis based on a 10-year analysis at a single center. Clin Gastroenterol Hepatol　2019 May 8［Epub ahead of print］.
[4] 藤原崇, 門馬久美子, 堀口慎一郎, 他. 感染性食道炎の内視鏡診断―ウイルス感染症. 胃と腸 50:175-187, 2015.
[5] 阿知波宏一, 荒川直之, 青木孝太, 他. 高度の食道狭窄を伴ったサイトメガロウイルス食道炎の1例. 日消誌　51:2690-2698, 2009.
[6] Ljungman P, de la Camara R, Cordonnier C, et al. Management of CMV, HHV-6, HHV-7 and Kaposi-sarcoma herpes（HHV-8）infections in patients with hematological malignancies and after SCT. Bone Marrow Transplant　42:227-240, 2008.

感染性食管炎

食管念珠菌病

Candida Esophagitis

高桥 亚纪子[1]　　　小山 恒男

[1] 佐久医療センター内視鏡内科
〒 385-0051 佐久市中込 3400-28
E-mail : aurevoireurope@yahoo.co.jp

关键词　　食管念珠菌病　Kodsi 分类　HIV 感染

前言

食管念珠菌病近年来呈增加趋势，是值得关注的疾病之一。也有内镜所见类似的疾病，在确定治疗方针时必须知道应该鉴别的要点。

疾病的概念及最新进展

念珠菌是口腔、食管、肠道的常在菌，白色念珠菌（Candida albicans）占 90% 以上。

食管念珠菌病轻症病例无症状，不伴有基础疾病。但是，中度以上会出现吞咽障碍、吞咽痛、胃灼热等症状，存在免疫抑制的基础疾病的可能性很高。因此，有必要确认是否有 HIV（human immunodeficiency virus）感染、类固醇药物或免疫抑制药物的使用、恶性疾病、糖尿病等。

虽然 HIV 感染者逐渐增加，但患念珠菌病的患者反而减少，这被认为是得益于 HIV 感染的新治疗方法（highly active antiretroviral therapy，HAART）。

表1　食管念珠菌病的严重程度分类

Grade I	少量凸起的白色斑块，不超过2mm，充血但无水肿或溃疡
Grade II	多发性白色斑块，大于2mm，充血，水肿但无溃疡
Grade III	伴有充血和明显溃疡的融合性、线状和结节性升高斑块
Grade IV	III 级，黏膜质脆易碎，偶尔管腔变窄

〔转载自：Kodsi BE, et al. Candida esophagitis : a prospective study of 27 cases.Gastroenterology 71 : 715-719, 1976〕

疾病的特征及鉴别诊断

严重程度经常使用 Kodsi 等的内镜分类，根据白苔的大小、量、溃疡形成、水肿，分为 4 种（**表1**）。Grade I：少数白苔不超过2mm，伴有充血，不伴有浮肿和溃疡（**图1a**）；Grade II：充血，伴有水肿，超过2mm的白苔多发，不伴有溃疡（**图1b**）；Grade III：充血，伴随明显的溃疡融合，呈纵向、结节状隆起的白苔（**图1c**）；Grade IV：Grade III伴随黏膜上皮质脆和

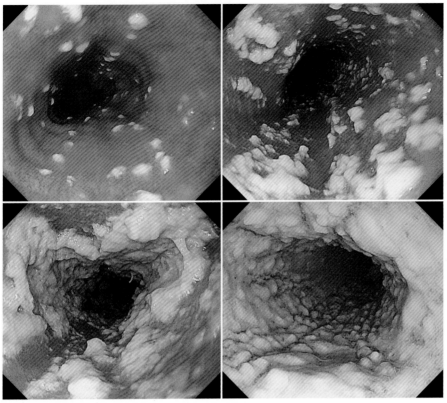

a	b
c	d

图1 食管念珠菌病，Kodsi分类
a：Grade Ⅰ；b：Grade Ⅱ；c：Grade Ⅲ；d：Grade Ⅳ。

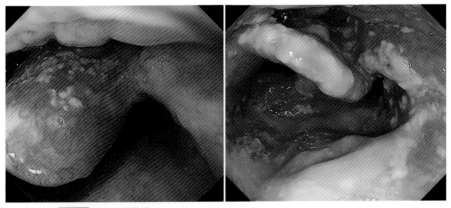

a	b

图2 咽喉念珠菌病
a 喉头前壁的念珠菌病。
b 下咽的念珠菌病。

常有管腔的狭窄化（**图1d**）。

与食管一起从口腔到下咽也有可能感染了念珠菌，内镜插入时需要从口腔和下咽充分观察。**图2**的病例是喉头前壁（**图2a**）和下咽（**图2b**）的念珠菌病。也有以这些内镜所见为契机判明 HIV 阳性的情况，需要注意。以下是应与食管念珠菌病相鉴别的疾病。

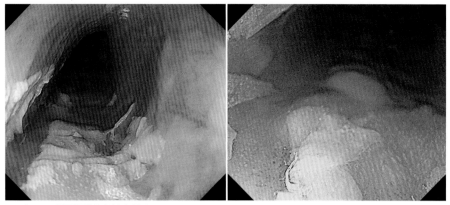

a | b 　**图3** 药物性食管炎
a WLI像。可见白色附着物。
b NBI放大像。在白色附着物的旁边，可以看到淡淡的BA和其内部轻度扩张的血管。

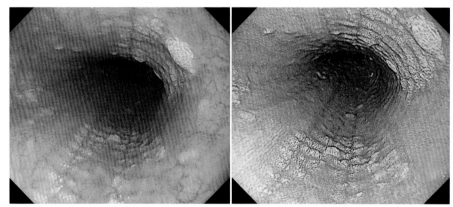

a | b 　**图4** 嗜酸性粒细胞性食管炎
a WLI像。可见白浊的黏膜和纵向沟、环状皱襞。
b NBI像。周围可见淡淡的BA。

1. 药物性食管炎（图3）

通过达比加群等引起黏膜障碍的内服药，也可发现食管产生 WLI（white light imaging）白色调变化，但能看到白色的浅色附着物，这一点与食管念珠菌病不同。

2. 嗜酸性粒细胞性食管炎（图4）

在嗜酸性粒细胞性食管炎中，可以看到 WLI 的白浊黏膜，但其周围有纵向沟和环状皱襞，以及在 NBI（narrow band imaging）周围呈现淡淡的茶色调/茶色区域（brownish area），这与食管念珠菌病不同。

3. 角化，表皮形成（epidermization）（图5）

食管黏膜的角化过度、错角化的一种是表皮形成（epidermization）。为边界清晰的白色调的病变，但据表层平坦而粗糙这一点可以与食管念珠菌病相鉴别。

4. 疣状癌（verrucous carcinoma）（图6）

在疣状癌（verrucous carcinoma）中，WLI 有区域性的粗糙的白色黏膜，但在 NBI 周围多可见 BA。另外，碘染色会呈现边界清晰的不着色部分，因此可以与食管念珠菌病相鉴别。

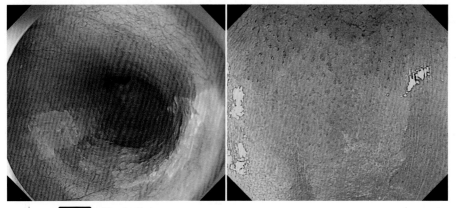

a | b

图5 epidermization
a WLI像。可见边界清晰的白色调病变，表层粗糙。
b NBI放大像。血管无不规则的扩张。

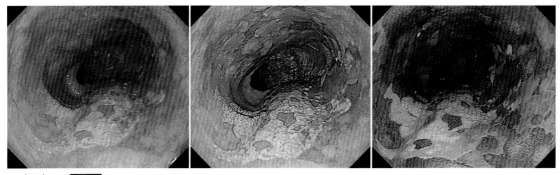

a | b | c

图6 verrucous carcinoma
a WLI像。可见区域性的粗糙的白色黏膜。
b NBI像。同样可见有区域性的白色黏膜，部分呈BA。
c 碘染色像。呈现不规则的淡染色至不着色。

治疗方针

　　轻症病例不需要治疗，但对于有自觉症状的中度以上病例，需要口服氟康唑或伊曲康唑。

参考文献

[1] Takahashi Y, Nagata N, Shimbo T, et al. Long-term trends in esophageal candidiasis prevalence and associated risk factors with or without HIV infection：lessons from an endoscopic study of 80,219 patients. PLoS One 10：e0133589, 2015.

[2] 藤原崇, 門馬久美子, 堀口慎一郎, 他. 感染性食道炎—ヘルペス食道炎, サイトメガロウイルス食道病変, 食道カンジダ症. 胃と腸 46：1213-1224, 2011.

[3] 厚生労働省エイズ動向委員会. 平成28年エイズ発生動向年報. 2016.

[4] Kodsi BE, Wickremesinghe C, Kozinn PJ, et al. Candida esophagitis：a prospective study of 27 cases. Gastroenterology 71：715-719, 1976.

[5] 根本哲生. hyperkeratosis, hyperparaketatosis. 胃と腸 52：704, 2017.

感染性食管炎

食管结核

Esophageal Tuberculosis

丸山 纮嗣 [1]　　　垣谷 有纪　　　田上 光治郎

林 克平　　　　　山村 匡史　　　大南 雅挥

福永 周生　　　　大谷 恒史　　　田中 史生

细见 周平　　　　镰田 纪子　　　平良 高一

永见 康明　　　　谷川 彻也　　　渡边 俊雄

藤原 靖弘

[1] 大阪市立大学大学院医学研究科消化器内科学
〒545-8585 大阪市阿倍野区旭町 1 丁目 4-3
E-mail : hiromaruyama99@gmail.com

关键词　　食管结核　肺外结核

疾病的概念及最新进展

结核菌的病原性很强，不仅是容易感染宿主，而且主要通过空气感染免疫能力无异常的宿主，初感染病灶形成在下呼吸道和肺泡区域。结核病的背景是 HIV（human immunodeficiency virus）的流行、贫民窟的形成、TNF（tumor necrosis factor）抑制剂的开发以及结核病对策的薄弱，至今在发达国家也是影响很大的疾病之一。约 90% 为肺结核，其余 10% 为肺外结核。在结核患病率与日本相当的西班牙的相关报告中，使用 TNF 抑制剂的 1,540 例中 17 例出现了结核症状，其中 65% 是肺外结核。近年来，生物学制剂有了急剧的进步，可能导致肺外结核的发生。肺外结核的一种类型是消化道型，下面说说其中的食管结核。

食管结核是由于食管黏膜上的结核菌（*Mycobacterium tuberculosis*）的感染，在食管黏膜上形成溃疡、瘘孔、肿瘤样等形态的病变。从年龄、性别来看，男性较多，分布在所有年龄段，但 40~50 岁年龄段的患病率较高。Welzel 等的报告显示，在肺外结核中，消化道结核排在第 6 位，占全体的 1.2% 左右，其中食管结核约占 0.2%，是非常罕见的疾病。其理由是食管内管腔平滑，弯曲较少，通过吞咽动作，细菌能够附着的时间较少，组织学上也是由扁平上皮组成，与其他消化道黏膜相比淋巴组织细胞较少。

疾病背景方面，虽然也有各种免疫异常与发病有关的情况，但即使没有引起免疫异常的基础疾病也有可能发病。感染途径分为：①直接接触细菌污染物；②咽、喉头结核的连续性转移；③气管周围、纵隔内干酪样淋巴结的穿破；④脊椎骨疡的寒性脓肿，肺结核空洞；⑤血行性，淋巴行性。也就是说，主要分为结核杆菌直接浸润食管引起的原发性和由周边脏器侵入引起的继发性。日本的食管结核几乎都是继发于纵隔淋巴结结核的继发性食管结核，原发性食管结核很少见。但是，以新生儿和 HIV 感染者为首的易感染性宿主，在肺的初次感染灶形成之后，也有可能发生早期的血行播种。

疾病的特征及鉴别诊断

1. 内镜图像的特征

多继发于纵隔淋巴结结核。其中多从气管分支部淋巴结继发，好发于胸中部食管。佐野等将食管结核的肉眼形态分为①肿块型、②肿块溃疡型、③溃疡型、④溃疡瘘孔型、⑤瘘孔型、⑥憩室型、⑦狭窄型、⑧粟粒型等 8 种类型进行了探讨，但在神户等之后的研究中，最常见的形态是黏膜下肿瘤（submucosal tumor，SMT）样。作为特征，SMT 样的隆起的顶部伴随着溃疡，其溃疡底部多为不规则（凹凸为轻度）（**图 1**）。溃疡性病变时，溃疡周围的堤状隆起多被正常黏膜所覆盖，而且周堤状隆起的凹凸程度为轻度，轮廓平稳，如 SMT 所见。在短时间内，内镜可观察到形态变化（**图 2**）和淋巴结的压迫和破溃引起的溃疡形成和瘘孔（**图 3**）等被认为是对本病的内镜诊断有用的特征。

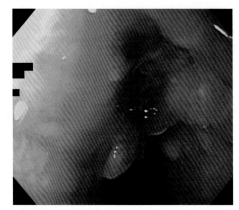

图1 发现伴随着SMT样隆起的溃疡。溃疡底部的不规则为轻度

超声内镜（endoscopic ultrasonography，EUS）所见，病变为边界不清的低回声肿块，不过，根据是原发性还是继发性，局域、进展方式不同。继发性的情况下，多由纵隔淋巴结波及，食管周围有肿大的淋巴结，描绘为椭圆形低回声病变，反映病变从食管壁外穿破到食管壁内，食管壁外的病变描述为连续的低回声肿块。当病变波及食管黏膜时，可观察到低回声区域遍及食管全层（**图 4**）。但是，也有病变的主体在黏膜下层而肌层完整的报道，基础疾病和疾病不同阶段的差异也有考虑和观察的必要。

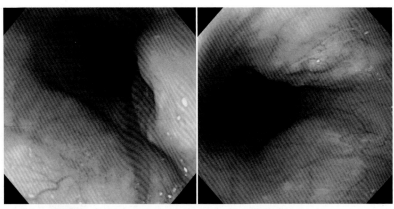

a | b　**图2** 2个月后的上消化道内镜图像。确认了形态的变化

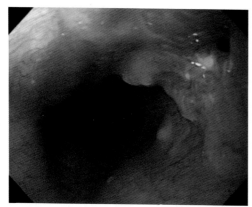

图3 发现周堤隆起的溃疡，以及被认为是瘘孔的 pinhole

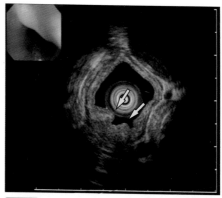

图4 EUS像（细径探针，20MHz）。食管壁外的低回声肿块遍及整个食管。内镜显示表层形成溃疡（黄箭头部为病变部）

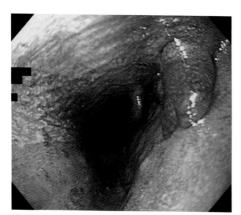

图5 碘染色。未呈现未被染色的部分

2. 用内镜图像应该鉴别的疾病的所见

（1）食管癌

食管癌也会呈现各种形态，其鉴别方法有：呈上皮性变化、病变的边界清晰、边缘和溃疡底部不规则较明显等。NBI（narrow band imaging）放大观察和使用卢戈氏碘液的色素内镜观察也是鉴别的重要手段（**图5**）。

（2）食管黏膜下肿瘤（SMT）

食管的 SMT 有平滑肌瘤、颗粒细胞瘤、GIST（gastrointestinal stromal tumor）等作为鉴别标准，但在食管中以平滑肌瘤最为常见。GIST 有时会伴有溃疡，其中多数是肿瘤中心部位的深溃疡（center spot ulcer），并不是不规则的溃疡，EUS 所见第4层连续且边界清晰

等是鉴别的要点。

（3）食管恶性淋巴瘤

30%~40% 的结外恶性淋巴瘤发生在消化道，而食管原发非常罕见。内镜像可见溃疡、SMT、狭小化等形态多样。肿瘤较软、硬化像轻度、缺乏黏膜不规则表现等作为鉴别所见。但是，也存在仅凭图像观察难以鉴别的病例。

（4）病毒感染［疱疹病毒、巨细胞病毒（cytomegalovirus，CMV）等］

疱疹病毒感染，多发浅层小溃疡，随着病情发展，溃疡融合，形成纵向或地图状溃疡。溃疡比较浅，溃疡周围边缘镶了一圈白浊的黏膜。CMV 感染，可见穿凿性溃疡、不如穿凿性溃疡深的糜烂等。任何一个观察结果都可以作为鉴别所见。

3. 包含内镜检查以外的诊断的特征

怀疑患有本病时，首先要确认病史和症状。确认结核菌素反应史、BCG 接种史、既往有无胸膜炎、肺结核及其症状和治疗史、糖尿病、尘肺、腹部手术、肾上腺皮质类固醇药物使用史、透析、是否使用 TNF 抑制剂、是否患有 HIV 等是很重要的。

食管结核的诊断法有活检和培养（胃液等）等。经活检证实，病变组织伴有坏死的类上皮细胞肉芽肿，如果能检测出结核菌，结核的诊断就可靠。但是，从活检组织中直接证明

结核菌的情况很少，但如果能确认类上皮细胞、Langhans 型巨细胞、干酪样坏死等观察结果的话，可以比较肯定地推测为食管结核。染色方法采用荧光法和 Ziehl-Neelsen 法进行抗酸菌菌体的确认。核酸放大法的灵敏度和特异性都很好，是非常有用的方法，但是需要知道的是，由于检体中的障碍物质造成假阴性的可能性，不是定量的测定法，不能判定药剂感受性。

辅助诊断法有结核菌素反应、干扰素 γ 释放试验（interferon γ releasing assay，IGRA）、图像检查等。IGRA 主要用于潜伏性结核感染症的诊断目的，但也可作为难以判定的结核症的辅助诊断。从 2009 年开始使用 QuantiFERON Gold，于 2012 年开始使用 T-SPOT®TB 作为日常诊疗，灵敏度和特异性都非常好。造影 CT 对纵隔淋巴结结核的特征是反映由结核菌引起的干酪样坏死形成的纵隔淋巴结内低浓度区域和边缘部的炎症性血管增生，作为辅助诊断有用。

治疗方针

相当于普通肺结核的治疗。用利福平［RFP: 10mg/（kg·d）］、异烟肼［INH: 5mg/（kg·d）］、吡嗪酰胺［PZA: 25mg/（kg·d）］、乙胺丁醇［EB: 15mg/（kg·d）］或链霉素［SM: 25mg/（kg·d）］4 种药物治疗 2 个月。之后，用 RFP、INH 进行 4 个月的治疗。即使是形成溃疡或瘘孔，经治疗后也多无狭窄而愈合，预后一般良好。但是，原发性结核则暗示与机会性感染有关，比食管结核更受原发疾病的预后左右。

参考文献

[1] Gómez-Reino JJ, Carmona L, Valverde VR, et al. Treatment of rheumatoid arthritis with tumor necrosis factor inhibitors may predispose to significant increase in tuberculosis risk：a multicenter active-surveillance report. Arthritis Rheum 48: 2122-2127, 2003.

[2] Lockard LB. Esophageal tuberculosis：A critical review. Laryngoscope 23:561-584, 1913.

[3] Welzel TM, Kawan T, Bohle W, et al. An unusual cause of dysphagia：esophageal tuberculosis. J Gastrointestin Liver Dis 19:321-324, 2010.

[4] Agrons GA, Markowitz RI, Kramer SS. Pulmonary tuberculosis in children. Semin Roentgenol 28:158-172, 1993.

[5] Tominaga K, Higuchi K, Watanabe T, et al. Secondary esophageal tuberculosis in a patient with thymoma. Gastrointest Endosc 52:543-545, 2000.

[6] Basgoz N. Pathogenesis and epidemiology of miliary tuberculosis. Up to Date. http://www.utdol.com/utd/content/topic. do?topicKey=tubercul/9628&view=print.

[7] 佐野真, 杉岡篤, 五月女惠一, 他. 脊椎カリエスの流注膿瘍穿破に続発した結核性食道潰瘍の1例―食道結核本邦報告例42例の検討. Gastroenterol Endosc 32:2598-2609, 1990.

[8] 神戸大介, 中谷敏也, 藤永幸久, 他. 内視鏡で経時的変化を観察し得た食道結核の1例. Gastroenterol Endosc 56:21-27, 2014.

[9] Im JG, Song KS, Kang HS, et al. Mediastinal tuberculous lymphadenitis：CT manifestation. Radiology 164:115-119, 1987.

[10] Moon WK, Im JG, Yeon KM, et al. Mediastinal tuberculous lymphadenitis：CT findings of active and inactive disease. AJR Am J Roentgenol 170:715-718, 1998.

感染性胃炎

胃结核

Gastric Tuberculosis

八板 弘树 [1]　　藏原 晃一　　大城 由美 [2]　　[1] 松山赤十字病院胃腸センター
浦冈 尚平 [1]　　池上 幸治　　平田 敬　　　　　　〒 790-8524 松山市文京町 1
清森 亮祐　　　末永 文彦　　和智 博信　　　　　E-mail：hyaita@matsuyama.jrc.or.jp
村田 征喜　　　　　　　　　　　　　　　　　　　[2] 同　病理诊断科

关键词 胃结核　消化道结核　内镜所见

疾病的概念及最新进展

　　胃结核是由人型结核杆菌（*Mycobacterium tuberculosis*）引起的消化道感染。消化道结核的不同部位患病率为：胃 3.8%、十二指肠 3.6%、小肠 29.7%、回盲部 37.9%、结肠 40.3%、直肠 1.2%。胃结核在消化道结核中也极为罕见。这是因为胃是缺乏淋巴组织的脏器，以及胃酸的影响。症状和内镜图像也多种多样，活检、培养和 PCR（polymerase chain reaction）法不能证明结核菌的情况也不少，因此根据难治性胃溃疡、胃癌、黏膜下肿瘤（submucosal tumor，SMT）的诊断实施手术，通过术后的病理组织学检查才被确诊的例子也很多。感染途径推测有血行性、淋巴行性、直接浸润、肺结核患者的感染痰的吞咽等，但明确的发病机制还有很多不清楚的地方。

　　根据加纳等的报告（报告于 2018 年），近年来的 30 例胃结核与八重樫等的 70 例胃结核的报告（报告于 1977 年）相比，发病年龄向老

龄转移，前庭部、幽门部的病变减少，胃体部的病变增加。今后，在高龄化不断发展的情况下，有必要在从事诊疗工作的时候时刻考虑到免疫力低下的老年人的一级结核和潜伏性结核的复发。

疾病的特征及鉴别诊断

　　胃结核多见于淋巴滤泡多的幽门前庭部到胃小弯处。胃结核的内镜图像分为溃疡型、肿块型、肥厚浸润型、多发性糜烂型、粟粒播散型等，但也有呈 SMT 样形态的。肉眼型中最多的是溃疡型，其成因是黏膜固有层或黏膜下层比较浅的部位的类上皮肉芽肿发生干酪样化，形成多个瘘孔并扩散，最终导致黏膜剥离。因此，良性溃疡伴有不规则的边缘，穿凿性倾向较强，需要与胃癌、恶性淋巴瘤、转移性胃癌、真菌、梅毒感染症等进行鉴别。像这样，由于胃结核多呈现非特异性的多种形态，因此仅靠内镜观察很难诊断的情况不少。

　　从病变中进行活检，如果在培养中发现结

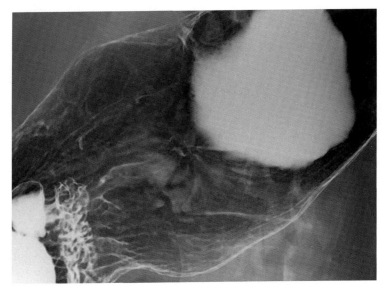

图1 [**病例1**] 胃X线造影所见（背卧位第二斜位双重造影像）。胃体上部小弯后壁附近发现伴有皱襞集中的不规则的钡斑。皱襞集中肥厚，虽然没有愈合，但发现凹陷周围有厚度

核菌，就可以确诊，但检出率较低。PCR法比活检组织的培养灵敏度高，可以在短时间内得到结果，因此在可疑的情况下，最好在培养的同时进行PCR法检查。干酪性肉芽肿的存在也是诊断依据之一，但如果组织没有被充分采集，有时也不能观察到干酪样坏死。为了得到黏膜下层的组织，从溃疡底部而不是溃疡边缘进行活检是很重要的。由于活检和培养的阳性率较低，因此需要结合结核菌素反应、QuantiFERON（QFT）、抗TBGL（tuberculous glycolipids）抗体等辅助诊断进行诊断。

治疗方针

以肺结核为标准，用利福平（RFP）、异烟肼（INH）、吡嗪酰胺（PZA）和乙胺丁醇（EB）（或链霉素）4种药物联合治疗2个月后，作为维持治疗继续使用RFP和INH 4个月。即使没有确诊，如果强烈怀疑是胃结核，也可以考虑以诊断性治疗为目的的使用抗结核药。

病例

[**病例1**] 胃结核病例。

患　者：60多岁，男性。

主　诉：无。

既往史：46岁时腹股沟疝（手术）。

现病史：经胃X线检查发现异常，到笔者所在科室门诊就诊。就诊时没有意识到症状。

入院时一般情况：身高169.6cm，体重69.5kg，体温36.5℃，血压128/73mmHg，脉搏65次/min，规律，胸部呼吸声音清，没有心杂音，腹部平坦，柔软，无压痛、反跳痛。

入院时检查结果 发现轻度贫血（Hb12.2g/dL）和炎性指标升高（WBC 3,910/μL，CRP 3.33mg/dL）。血清 *H. pylori*（*Helicobacter pylori*）IgG 抗体呈阳性（17.2 U/mL），结合后述的内镜观察结果，判断为 *H.pylori* 感染状态。血清学上未发现怀疑梅毒或真菌感染的观察结果。血清ACE、抗核抗体、血清IgE均在正常范围内。过去没有结核病史，但QFT呈阳性。

胃X线造影所见 胃体上部小弯后壁附近发现伴有皱襞集中的不规则的钡斑（**图1**）。皱襞集中肥厚，虽然没有愈合，但发现凹陷周围有增厚。侧面影像中保持着病变的延展性。

上消化道内镜（esophago gastroduodenoscopy，EGD）所见 背景胃黏膜发现木村·竹本分类的O-2程度的萎缩性变化（**图2a**）。胃体上部小弯后壁附近发现伴有皱襞集中的不规则的凹陷性病变，凹陷周围整体呈增厚（**图2b**）。NBI（narrow band imaging）合并

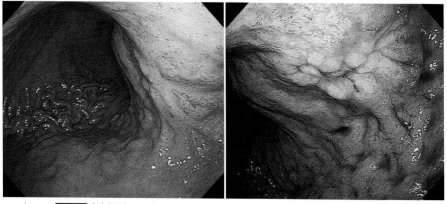

图2 ［病例1］EGD像
a 背景胃黏膜发现木村·竹本分类的O-2程度的萎缩性变化。
b 胃体上部小弯后壁附近发现伴有皱襞集中的不规则的凹陷性病变，凹陷周围肥厚。

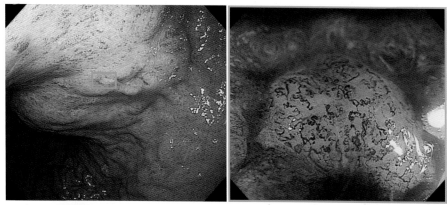

图3 ［病例1］NBI合并放大图像。在凹陷的肛侧（a的蓝框部）发现血管直径较粗、呈螺旋状蜿蜒的微血管，与以往胃癌中发现的微血管不同，表面微细结构消失（b）

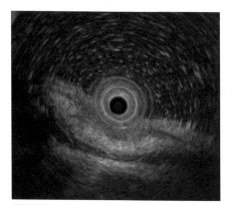

图4 ［病例1］EUS像。病变被描绘为主要部位在第2层的均匀的低回声性肿块，发现第3层的变薄

放大观察（图3）中，在凹陷处的肛侧发现血管直径较粗、呈螺旋状蜿蜒的微血管，表面微细结构消失。

超声内镜（endoscopic ultrasonography，EUS）所见 病变被描述为主要部位在第2层的均匀的低回声性肿块，发现第3层的变薄（图4）。

上消化道活检所见 凹陷内的活检组织标本中，可见黏膜表层有较强的活动性炎症和再生上皮，深部发现组织细胞的聚集，中心发现伴有凝固坏死的大型类上皮细胞肉芽肿。此外还存在多个小型肉芽肿，Langhans 巨细胞也随处可见（图5a）。通过 Ziehl-Neelsen 染色发现了抗酸菌（图5b）。

胸腹部骨盆造影 CT、FDG-PET-CT

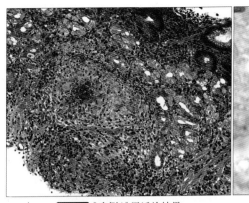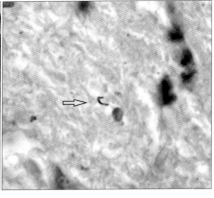

图5 ［病例1］胃活检结果
a HE染色像。黏膜表层有较强的活动性炎症和再生上皮，深部发现组织细胞的聚集，中心发现伴有凝固坏死的大型类上皮细胞肉芽肿。Langhans巨细胞也随处可见。
b Ziehl-Neelsen染色像。发现抗酸菌（箭头）。

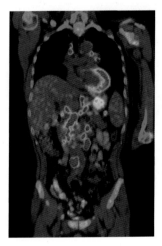

（fluorodeoxy-glucose positron emission tomography with CT）所见 胃贲门部周围到小弯侧、肝门部、肠间膜、旁大动脉区域、两腹股沟及两腋窝处发现大量淋巴结肿大。纵隔及两肺门部淋巴结也有多处肿大，纵隔及两肺门部淋巴结也有多处肿大，但肺部未见肿块及活动性炎症。FDG-PET-CT检查，与CT检查中指出的肿大的淋巴结一致，发现了显著的FDG累积（图6）。

图6 ［病例1］FDG-PET-CT像。发现了与CT检查中指出的肿大淋巴结一致的显著的FDG累积。肺部未发现活动性病变

小肠胶囊内镜、肠镜所见 包括回盲部在内的小肠、大肠未发现明显异常。

在上述观察的基础上，通过对胃病变的活检组织进行抗酸菌培养和PCR法鉴定出结核菌，确诊为胃结核。在腹股沟淋巴结活检中，虽然没有发现提示抗酸菌感染的肉芽肿的形成

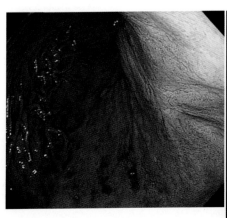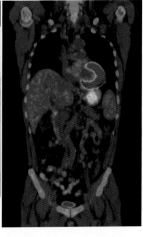

图7 ［病例1］治疗后的EGD、FDG-PET-CT所见
a EGD像。胃体上部小凸后壁的凹陷性病变形成了瘢痕。
b FDG-PET-CT像。肿大淋巴结和FDG累积消失了。

和结核菌，但根据各种检查，诊断为伴随胃结核的结核性淋巴结炎。治疗按照肺结核的治疗标准，使用 RFP、INH、EB、PZA 等 4 种药物 2 个月后，再使用 RFP、INH 这 2 种药物 4 个月。使用抗结核药后经 EGD 检查，发现胃体上部后壁的凹陷性病变形成了瘢痕化（**图 7a**），经 FDG–PET–CT 检查发现，肿大淋巴结和 FDG 累积也消失了（**图 7b**）。定期进行包括内镜检查在内的随访观察，现在也没有复发。

结语

　　虽然胃结核是一种罕见的疾病，但随着老龄化的发展，免疫力低下的老年人有可能患上一级、二级结核。如果发现难治性溃疡或不规则溃疡等原因不明的胃病变，要考虑本病。

参考文献

[1] Arora M, Uzel G, Shea YR, et al. GI involvement in disseminated *Mycobacterium genavense*：endoscopy and histology. Gastrointest Endosc　74:688-690, 2011.
[2] 小林広幸. 本邦における消化管結核の現況―近年の本邦報告例の解析. 胃と腸　52:145-156, 2017.
[3] 赤司浩一, 藤本一真, 澤江義郎, 他. 内視鏡下生検で乾酪壊死巣を伴う類上皮肉芽腫が認められた胃結核の1例. 胃と腸　24:687-692, 1989.
[4] 五十嵐公洋, 角嶋直美, 小野裕之. 非腫瘍性疾患：胃結核. 胃と腸　50:788-791, 2015.
[5] 加納佑一, 山本英子, 内藤岳人, 他. 高齢者に発症した胃結核の1例. 日消誌　115:985-995, 2018.
[6] 八重樫寛治, 井上俊直, 大木静雄, 他. 胃結核の内視鏡所見の検討. Prog Dig Endosc　10:203-205, 1977.
[7] 加納久雄, 三松謙司, 金田英秀, 他. 術前に胃粘膜下腫瘍が疑われ術後に胃結核と診断された1例. 日消外会誌　37:1622-1626, 2004.
[8] Palmar ED. Tuberculosis of the stomach and the stomach in tuberculosis；a review with particular reference to gross pathology and gastroscopic diagnosis. Am Rev Tuberc　61:116-130, 1950.
[9] 八板弘樹, 蔵原晃一, 大城由美, 他. 全身性リンパ節腫大を伴った胃結核の1例. 胃と腸　52:217-224, 2017.
[10] 小林広幸, 渕上忠彦, 堺勇二, 他. *Helicobacter pylori*に起因しないとされる胃粘膜病変の形態―Crohn病以外の肉芽腫性病変. 胃と腸　41:1061-1067, 2006.

感染性胃炎

巨细胞病毒性胃炎

Cytomegalovirus Gastritis

小林 广幸[1]　　　　远藤 伸悟　　　　藏原 晃一

清森 亮祐[1, 2]　　渊上 忠彦[2]　　宫崎 正史[1, 3]

[1] 福冈山王病院消化器内科
　〒814-0001 福冈市早良区百道浜 3 丁目 6-45
　E-mail : hikobaya@kouhoukai.or.jp
[2] 松山赤十字病院胃肠センター
[3] 江森医院

关键词	巨细胞病毒　胃炎　胃溃疡　巨细胞核内包涵体　胃梅毒

疾病的概念及最新进展

巨细胞病毒（cytomegalovirus，CMV）是一种以人类为自然宿主的疱疹病毒，属于双链 DNA 病毒，学名为 人类疱疹病毒 5（human herpes virus 5），由于感染细胞巨大，所以被称为 CMV。对人的感染分为由胎内感染引起的先天性感染和由产道、母乳、唾液、精液、输血等引起的后天性感染，一旦感染，终生潜伏感染。过去，日本与欧美相比，CMV 感染者较多，约 90% 的成年人抗 CMV 抗体呈阳性（感染过），但近年来，青年成年人和孕妇的抗体拥有率已低于 70%，已接近发达国家水平。

通常以非显性感染结束，不过，先天性感染和免疫缺陷状态的易感染性宿主的机会性感染（再次活化）成为问题。在这种情况下，CMV 会引起全身各脏器的多种疾病，但与其他疱疹病毒［单纯疱疹、带状疱疹病毒、EBV（Epstein-Barr virus）等］一样，消化道也会发生病变，其中胃是 CMV 感染的好发器官，产生胃黏膜伤害（CMV 性胃炎）。另外，近年来非免疫缺陷状态的健康成人发病的 CMV 性胃炎的报告也在增加。

疾病的特征及鉴别诊断

如上所述，CMV 性胃炎在恶性肿瘤、自身免疫性疾病、艾滋病等呈现免疫缺陷状态的患者中再次活化，特别是在使用类固醇等免疫抑制药和抗癌药的过程中发病较多。症状包括剑突下痛、恶心、食欲不振等非特异性症状，无症状的情况也不少。另一方面，在没有免疫缺陷的正常人中，CMV 性胃炎在 CMV 初次感染时以发热和剑突下疼痛发病，血液生化学检查发现，多是伴随着异型淋巴细胞出现的白细胞上升和肝功能障碍。

胃病变的好发部位是胃体下部到前庭部，但也有局限于胃体上部和胃底穹隆部的情况。CMV 形成消化道病变的机制被认为是由于受感染的血管内皮细胞肥大而使血管腔闭锁而引起的缺血性变化。因此，与其他消化道病变一样，CMV 性胃炎也会形成糜烂和溃疡，在内镜图像中，其特征是单发或多发的边缘呈断崖样的

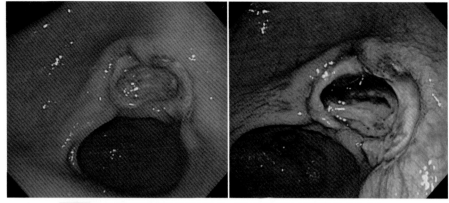

a | b **图1** 免疫缺陷患者发病的CMV胃炎。类风湿关节炎内服泼尼松龙治疗中
a 胃幽门部有单发性深溃疡。
b 溃疡边缘边界清晰，中央部形成更深一层的溃疡。

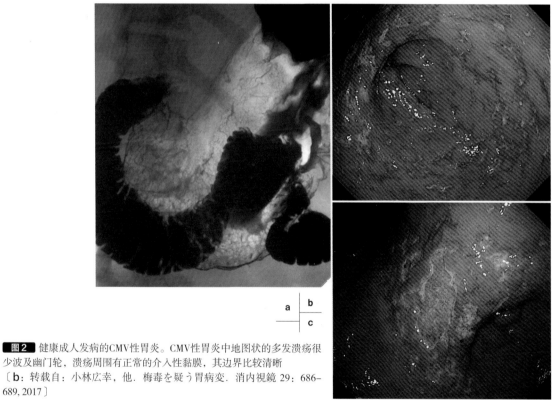

a | b
c

图2 健康成人发病的CMV性胃炎。CMV性胃炎中地图状的多发溃疡很少波及幽门轮，溃疡周围有正常的介入性黏膜，其边界比较清晰
〔b：转载自：小林広幸，他. 梅毒を疑う胃病変. 消内視鏡 29：686-689, 2017〕

深部穿凿性（punched out）溃疡（**图1**）。不过，除此之外，呈椭圆形、不规则形状、地图状溃疡等多种病变的情况较多，在HIV（human immunodeficiency virus）感染例中也只有小糜烂的情况，诊断上也有不少苦恼。另外，健康成人的CMV性胃炎的特征之一是从胃角部到前庭部多发浅的不规则形状溃疡和糜烂（**图2**）。

鉴别疾病方面，因呈现多种病变而涉及多方面。溃疡性病变中，通常的消化性胃溃疡、NSAIDs（nonsteroidal anti-inflammatory drugs）

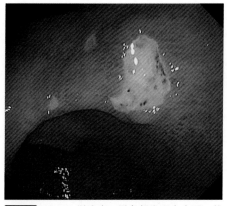

图3 NSAIDs胃溃疡。胃角部发现大小不一的不规则形状溃疡（洛索洛芬，服用）

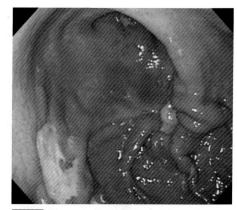

图4 胃MALT（mucosa-associated lymphoid tissue）淋巴瘤。胃体部大小不一，可见深溃疡

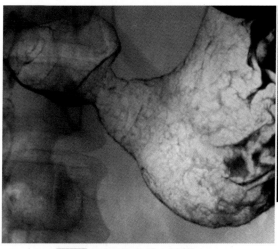

a | b

图5 胃梅毒的胃X线、内镜像
a 胃幽门前庭部黏膜粗糙，可见漏斗状狭窄化。
b 胃幽门前庭部弥漫性地多发浅溃疡，可见糜烂。

胃溃疡（**图3**）、恶性淋巴瘤（**图4**）等，前庭部的多发性不规则糜烂中，急性胃黏膜病变和胃梅毒（**图5**）等可以作为鉴别表现。与这些疾病的鉴别仅靠图像诊断有很多困难，考虑到各疾病的可能性，需要从服药史、血清学检查、随访病变、活检组织像等方面进行缩小诊断。

CMV性胃炎的诊断需要在胃病变的活检组织中发现下列其中之一：①通过HE染色，巨细胞核内包涵体的证明（**图6a**）。②通过抗CMV抗体的免疫染色，CMV阳性细胞的证明（**图6b**）。③通过原位杂交（in situ hybridization）检出DNA。

但是，由于核内包涵体在其他疱疹病毒感染中也能被发现，因此仅凭①不能确定诊断。另外，CMV感染了糜烂和溃疡边缘的腺窝上皮细胞，以及溃疡底部的血管内皮细胞，所以做活检时，从包括糜烂在内的溃疡边缘和底部多处取材是很重要的。

治疗方针

正常人发病的CMV性胃炎，大部分只服用抑制酸分泌的药物就能治愈，但发生严重的消

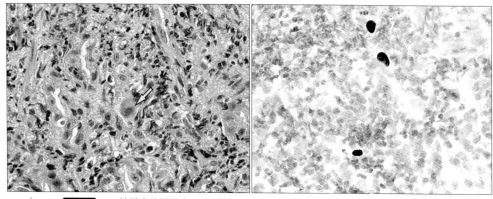

图6 CMV性胃炎的胃活检组织图像
a HE染色图像可见巨细胞核内包涵体（黄箭头）。
b 通过抗CMV抗体的免疫染色确认阳性细胞（黑褐色）。

化道病变合并病例的正常人和免疫缺陷患者，也有很多需要使用抗病毒药物。

作为抗病毒药物，可以使用更昔洛韦、缬更昔洛韦和膦甲酸中的一种，但治疗药物要考虑个别病例的临床情况和依从性来选择。更昔洛韦（注射药）的副作用是骨髓抑制，免疫缺陷患者需慎重使用。缬更昔洛韦（内服药）是更昔洛韦的前药，从消化道吸收良好，但被指出可引起罕见的精子形成功能障碍和受孕率低下，对于较年轻的健康人群需要注意。另一方面，膦甲酸（注射药）的骨髓毒性较低，但可引起肾功能障碍。

参考文献
[1] 藤原崇, 小泉浩一, 藤原純子, 他. サイトメガロウイルスの基本病態と腸炎発症の機序. Intestine 19:515-520, 2015.
[2] 武田直人, 磯沼弘, 関谷栄, 他. 成人におけるサイトメガロウイルス抗体陽性率とサイトメガロウイルス単核球症に関する研究. 感染症誌 75:775-779, 2001.
[3] 石橋麻奈美, 森内浩幸. サイトメガロウイルス抗体保有率の変遷. 日産婦新生児血会誌 26:29-34, 2017.
[4] 永田尚義, 矢田智之, 西村崇, 他. 免疫不全患者におけるサイトメガロウイルスの上部消化管病変—内視鏡像と臨床像の検討. Gastroenterol Endosc 51:2414-2425, 2009.
[5] 桐山宗泰, 吉原基, 加藤岳人, 他. 胃サイトメガロウイルス感染症により穿孔を来したAIDSの1例. 日消外会誌 45:250-257, 2012.
[6] 藤原崇, 門馬久美子, 堀口慎一郎, 他. HIV感染者で多彩な形態のサイトメガロウイルス胃病変を認めた1例. 胃と腸 52:945-949, 2017.
[7] 前山浩信, 白田香, 森宏光, 他. 健康成人に発症したサイトメガロウイルス関連急性胃粘膜病変の1例. 胃と腸 35:705-711, 2000.
[8] Himoto T, Goda F, Okuyama H, et al. Cyotomegalovirus-associated acute gastric mucosal lesion in an immunocompetent host. Intern Med 48:1521-1524, 2009.
[9] 辛島嘉彦, 大門裕貴, 高木康寛, 他. 非腫瘍性疾患：サイトメガロウイルス関連胃病変. 胃と腸 50:821-824, 2015.
[10] 岩男泰, 石山由佳, 下田将之. 胃サイトメガロウイルス感染症. 消内視鏡 28:1276-1277, 2016.
[11] Iwasaki T. Alimentary tract lesions in cytomegalovirus infection. Acta Pathol Jpn 37:549-565, 1987.
[12] 小林広幸, 蔵原晃一, 渕上忠彦. 梅毒を疑う胃病変. 消内視鏡 29:686-689, 2017.
[13] Goodgame RW. Gastrointestinal cytomegalovirus disease. Ann Intern Med 119:924-935, 1993.
[14] 大中貴史, 米澤昭仁, 今田和典. 健常成人に認められたサイトメガロウイルス胃十二指腸炎の1例. 感染症誌 87:49-52, 2013.

感染性胃炎

胃梅毒

Gastric Syphillis

堺 勇二[1]　　　池田 宪治　　　上野 景子
小野 广幸　　　前田 和弘[2]　　田边 宽[3]
岩下 明德

[1] 親愛ステーションクリニック
　〒812-0012 福岡市博多区博多駅中央街 1-1
　デイトスアネックス 3 階
[2] 同　天神クリニック
[3] 福岡大学筑紫病院病理部

关键词　胃梅毒　十二指肠梅毒　性感染疾病

疾病的概念及最新进展

梅毒是具有代表性的性感染疾病之一，可以看到"丰富多彩"的皮肤病变，但也有极少数会产生消化道病变。在消化道中，胃被认为是发病最多的，从日本的消化道梅毒的文献来看，在过去的 50 年里，胃有 197 例，大肠 34 例（直肠 31 例），小肠 3 例。

梅毒主要是通过性接触导致阴部等部位感染 T.pallidum（Treponema pallidum）而发病。经过 10~90 天的潜伏期，感染局部形成初期硬结、硬下疳等初级病变（第一期）。之后血行性地分布全身，产生蔷薇疹等多种皮肤病变和脏器梅毒等二次病变（第二期）。以后经潜伏梅毒转为慢性，极个别经过多年发展为第 3 期梅毒（晚期梅毒：心血管梅毒、胶质瘤等）。胃部梅毒的报告病例大多是第二期的，据推测，胃梅毒是由于对血行性地散布在全身的菌体及其代谢产物产生血管过敏，与梅毒性皮疹相同的机制形成的胃黏膜疹。

作为最近的动向，日本梅毒感染者的剧增备受关注。在 1999 年《感染症法》实施以后，每年的报告件数为 500~700 例，大致保持不变。但是，从 2013 年左右开始急剧增加，据传染病发生动向调查周报（infectious diseases weekly report，IDWR），现在每年超过 6,000 例。男女都在增加，特别是 20 多岁的年轻女性的增加尤为明显。

疾病的特征及鉴别诊断

笔者所在医院经治的胃梅毒的内镜图像在**图1**中示出。胃梅毒的图像所见特征为：①前庭部好发，X 线造影像多呈漏斗状狭窄。②内镜图像中，全周性可见有融合倾向的不规则多发溃疡、糜烂（**图1a**）。周围的黏膜呈水肿状凹凸不平，通过送气和接触病变部容易出血（**图1b**）。另外，病变常常波及幽门口部，容易伴有幽门口部的扩张（**图1c**）。在这些观察的基础上，再加上观察到与梅毒性皮疹极为相似的、被认为是梅毒特异性的胃黏膜疹，诊断就可靠了。

在本病例中，在伴有 H.pylori（Helicobacter pylori）感染的萎缩性胃体部黏膜上，出现了大

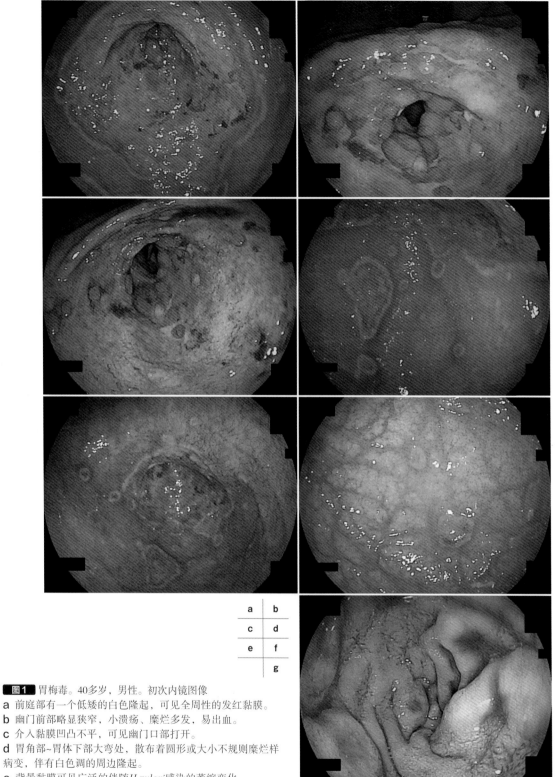

a	b
c	d
e	f
	g

图1 胃梅毒。40多岁，男性。初次内镜图像

a 前庭部有一个低矮的白色隆起，可见全周性的发红黏膜。

b 幽门前部略显狭窄，小溃疡、糜烂多发，易出血。

c 介入黏膜凹凸不平，可见幽门口部打开。

d 胃角部~胃体下部大弯处，散布着圆形或大小不规则糜烂样病变，伴有白色调的周边隆起。

e 背景黏膜可见广泛的伴随*H.pylori*感染的萎缩变化。

f 胃穹隆部也散布着褪色的类圆形糜烂样病变。

g 十二指肠球部多发伴随着中央凹陷的低矮隆起。

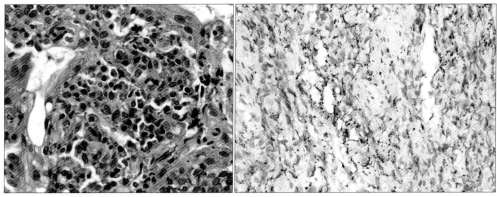

图2 胃活检组织像

a HE染色。发现以浆细胞和淋巴细胞为主的炎症细胞浸润。

b 抗*T.pallidum*抗体免疫染色。发现被染成红色的螺旋体。

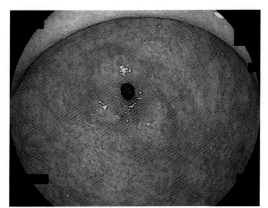

图3 口服AMPC 16周后的内镜图像。幽门前庭部的溃疡、糜烂治愈，黏膜基本恢复正常

大小小的糜烂样病变（梅毒性胃黏膜疹）（**图1d~f**）。这种黏膜疹的出现率不高，日本论文中有记载的只有17例左右。多见于胃体部，前庭部也有，不只是副病变，也有仅由胃体部黏膜疹形成的病例。另外，本病例十二指肠球部也多发小隆起（**图1g**），但合并十二指肠梅毒在文献上非常罕见，十二指肠中确认发现梅毒的，在日本只有2例报告。

活检病理组织像显示，HE染色中以浆细胞为主的炎症细胞浸润是梅毒的特征，但并非特异性的所见（**图2a**），确定诊断需要菌体的证明。使用抗*T.pallidum*抗体的免疫染色是有用的，在本病例中也从胃及十二指肠的活检标本中证

明了*T.pallidum*（**图2b**）。

作为胃梅毒的鉴别疾病，有胃硬癌等未分化癌、AGML（acute gastric mucosal lesion）、浅表型恶性淋巴瘤等。与这些疾病的鉴别点是：①胃硬癌会呈现前庭部的全周性狭窄，但漏斗状的狭窄很少。溃疡多为单发，伴有高度延展不良，病变很少波及幽门口部。②AGML的特征是多发溃疡和明显的水肿状黏膜，缺乏相关黏膜的凹凸、隆起性变化。炎症波及十二指肠的情况也不少。③浅表型恶性淋巴瘤也可见多发溃疡，但散布性小溃疡较多，介入黏膜的凹凸也更清晰。

如果从X线、内镜所见怀疑是梅毒，则进行皮肤病变的检查，以及梅毒血清反应。另外，也有病理学上菌体无法证明的情况，作为治疗性诊断，如果驱梅疗法能迅速改善胃病变，就可以确诊为胃梅毒。

治疗方针

治疗上青霉素类抗菌药是首选，日本性感染症学会的梅毒诊疗指南以阿莫西林（amoxicillin，AMPC）1.5g/d的4周用药为基本。对青霉素过敏时，推荐使用米诺环素或螺旋霉素。为了评价治疗效果，在观察临床症状的同时，还要定期检查梅毒血清反应。RPR（rapid plasma reagin）定量值通过自动化法降低到治

疗前的 1/2 即可判定为治愈。在本病例中，通过 AMPC 1.5g/d 的 4 周驱梅疗法，RPR 从治疗前的 300R.U. 下降到口服 8 周后的 17.5R.U.。另外，16 周后再次进行了上消化道内镜检查，确认了胃、十二指肠病变的治愈（**图 3**）。

参考文献

[1] 小林広幸, 渕上忠彦. 消化管梅毒. 胃と腸 37:379-384, 2002.
[2] 日本性感染症学会梅毒委員会梅毒診療ガイド作成小委員会. 梅毒診療ガイド. pp 1-14, 2018.
[3] 丸山雅一, 早川尚夫, 西沢護, 他. Gastric lesions associated with secondary syphilis ; a case suspected of gastric sarcoma by x-ray and endoscope. 胃と腸 3:195-202, 1968.
[4] 山岸拓也, 有馬雄三, 高橋啄理, 他. 発生動向調査からみた性感染症の最近の動向. 日性感染症会誌 27:128-145, 2016.
[5] Greenstein DB, Wilcox CM, Schwartz DA. Gastric syphilis. Report of seven cases and review of literature. J Clin Gastroenterol 18:4-9, 1994.
[6] 小林広幸, 渕上忠彦, 福島範子, 他. 胃梅毒の2例—第2期梅毒性皮疹との形態学的類似性について. 胃と腸 26:545-551, 1991.
[7] 村井アトム, 関弘明, 片山寛次, 他. 生検組織固定標本から *Treponema pallidum* が証明された胃梅毒の1例. 胃と腸 27:254-258, 1992.
[8] 清水淳, 吉田浩樹, 清水亨, 他. 特異な胃粘膜変化を認めた胃梅毒の1例. 日臨内科医会誌 10:296-300, 1996.
[9] 藤井保治, 佐藤和弘, 金山二郎, 他. 免疫抗体法により *T. pallidum* を証明しえた胃梅毒の1例. 日消誌 84:2425, 1987.
[10]布施建治, 宮川明子, 奥村嘉章, 他. 生検にて *Treponema pallidum* が証明された胃および大腸梅毒の1例. Gastroenterol Endosc 33:1588, 1991.
[11]堺勇二, 渕上忠彦, 平川雅彦, 他. 梅毒の上部消化管病変—鑑別診断を中心に. 胃と腸 29:1401-1410, 1994.

感染性胃炎

胃念珠菌病

Gastric Candidiasis

池上 幸治 [1, 2]　　　藏原 晃一　　　大城 由美 [2]

村田 征喜 [1]　　　　和智 博信　　　末永 文彦

清森 亮祐　　　　　　平田 敬　　　　浦冈 尚平

[1] 松山赤十字病院消化器内科
　〒790-8524 松山市文京町 1
　E-mail：kikegami@matsuyama.jrc.or.jp
[2] 同　病理诊断科

关键词　　胃念珠菌病　　内镜所见

疾病的概念及最新进展

　　念珠菌作为常驻菌存在于口腔到消化道，通常不显示病原性。但是，患有恶性肿瘤、血液疾病、HIV（human immunodeficiency virus）感染、糖尿病等基础疾病的患者，以及使用类固醇、免疫抑制、抗癌药等药物的患者，可能由于机会性感染而引发上消化道念珠菌病。胃念珠菌病与食管念珠菌病相比比较罕见，但即使是没有免疫缺陷的患者，也有可能因服用胃酸分泌抑制剂、萎缩性胃炎、幽门侧切除术后等引起的低酸状态或胃内环境的变化而发病。

　　胃念珠菌病分为先感染念珠菌而形成溃疡的原发性和溃疡感染念珠菌的继发性，但难以辨别的情况也很多，过去的报告大多根据抗真菌药的效果来分类。如果在病理组织学上发现深部侵入的话就可以诊断，但如果只是附着在溃疡表面，也有可能没有采集到适当的标本，需要在临床上判断是附着还是感染。经常呈难治性溃疡，重症病例中也有合并穿孔和狭窄需要手术的报告。

　　虽然近年来病例报告没有增加的迹象，但由于日本 H. pylori（Helicobacter pylori）感染率的降低，今后也有可能减少。但是，免疫缺陷患者并没有减少，而且考虑到高龄化的发展和低剂量阿司匹林、胃酸分泌抑制剂等口服药物的增加，也是需要注意的疾病。

疾病的特征及鉴别诊断

　　除会议记录外，还有 5 例亲自经治的病例加上 25 例日本报告病例，对胃念珠菌病的临床影像进行了讨论（**表 1**）。平均年龄为 72.5 岁，以老年人居多，男女比例为 15：15。症状以上腹部疼痛最多，为 15 例，无症状为 4 例。血液检查中白细胞数在可以判断的 22 例中有 7 例增加，7 例 CRP 呈阳性或增加到 0.2mg/dL 以上。在接受 β-D 葡聚糖检测的 7 例中，只有 1 例呈阳性，可能不能作为辅助诊断。有 13 例无背景疾病导致免疫缺陷的病例，其中，在可判断为 H.pylori 感染和黏膜萎缩的病例中，所有病例均口服了可能引起 H.pylori 感染 / 黏膜萎缩的药物。在 25 例中，只有 4 例能确诊合并了食管

表1 日本报告的30例胃念珠菌病的总结

		成因的常用药（有重复）		病变形态	
平均年龄（岁）	72.5±10.4	类固醇药	6	多发小溃疡	16
男性：女性	15：15	胃酸分泌抑制剂	6	伴随溃疡的SMT	6
症状（有重复）		抗菌药	5	巨大溃疡	4
上腹部疼痛	15	NSAIDs	4	牢固地附着	4
食欲不振/体重减轻	5	无	15	治疗（有重复）	
贫血/便血	4	合并食管念珠菌病		氟康唑	10
背景疾病（有重复）		有	4	两性霉素B	9
糖尿病	7	无	21	质子泵抑制剂	6
癌症（中咽喉、肺+前列腺）	4	*H.pylori*感染		手术	3
类风湿性关节炎	3	感染中	6	*H.pylori*除菌	3
幽门侧胃切除术后	3	感染过	2	预后	
无	13	未感染	2	治愈	29
		病变部位（有重复）		死于其他疾病（肺囊虫肺炎）	1
		U	20		
		M	22		
		L	3		

NSAIDS：非类固醇性抗炎症药；SMT：submucosal tumor。

念珠菌病，1例针对食管念珠菌病内服两性霉素B（AMPH-B）糖浆后，食管念珠菌病虽然治愈了，但胃念珠菌病发病了。

Morishita等认为，若观察到胃体部有较多（60%）、多发（60%）、边界不清（27%）、褐色的脏白苔（27%）、胃石或胃内异物（30%），则怀疑为念珠菌病。藏原也认为，好发、多发于胃穹隆部~胃体部的大弯，被厚厚的白苔覆盖，隆起样子明显的溃疡是其特征。Minoli等把该疾病分为3种类型：①发红的黏膜上覆盖着不规则白色膜的鹅口疮型（thrush type）（42%）。②结节状黏膜结节型（nodular type）（31%）。③以多发性溃疡性病变为主体的 ulcerated type（27%）。但大部分是继发性的念珠菌感染，能否适用于原发性病例尚有争议。

在这次的研究中，认为胃念珠菌病的特征性病变是以胃穹隆部~胃体部的大弯侧为主体，并伴有周围隆起和厚白苔的多发性小溃疡（图1）。虽然前庭部仅有3例，但所有病例均呈巨大溃疡，需要手术治疗，病情严重。在多发溃疡中，恶性淋巴瘤和形成转移性肿瘤、巨大溃疡的病例中，溃疡周围隆起明显的情况比较多，因此与黏膜下肿瘤（submucosal tumor，SMT）的鉴别成为问题。也有合并平滑肌瘤的病例，诊断必须包含溃疡底部的活检。

治疗方针

治疗胃念珠菌病常用的是氟康唑（FLCZ）等抗真菌药物，疾病预后良好，但药物的选择和使用期限尚未确定。在过去的报告中，治疗困难的病例包括质子泵抑制剂无效而用AMPH-B治愈的病例；组胺H_2受体拮抗剂（H_2RA）+AMPH-B无效，改为FLCZ后仍难治，用*H.pylori*除菌治愈的病例；以及*H.pylori*除菌和咪康唑无效后改用FLCZ得到治愈的病例。用于念珠菌定位、增殖的最适合的pH为5~6，胃酸分泌增加有治愈的可能性。也有仅

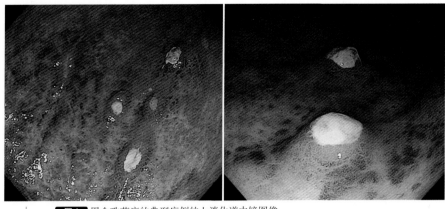

图1 胃念珠菌病的典型病例的上消化道内镜图像
　a 胃体部大弯处发现多发的小溃疡。
　b 近距离像。溃疡周围的隆起和厚厚的白苔很明显。

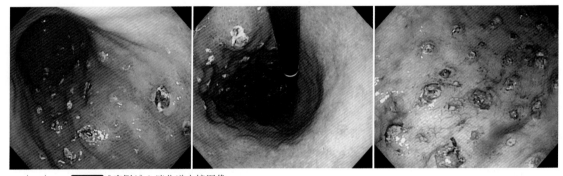

图2 [病例1] 上消化道内镜图像
　a,b 普通内镜图像。胃体部大弯侧多发周围有SMT样隆起的类圆形小溃疡。
　c 靛胭脂染色分布像。

用 *H.pylori* 除菌就治愈的病例报告，以及对于除菌后反流性食管炎，只将使用的沃诺拉赞改为 H_2RA 即治愈的报告。如果全身状态允许的话，可以选择停止基础疾病的治疗和可能成为原因的药物，只用 *H.pylori* 除菌并进行疗程观察。

病例

[病例1]

患　者：83 岁，女性。主诉：贫血。

现病历：慢性肾脏病，2 型糖尿病，多发脑梗死，深静脉血栓症，正在治疗中，口服依托度酸 200mg，利伐沙班 10mg，西他列汀 50mg，氨氯地平 5mg，螺内酯 25mg。由于有贫血的迹象，以进一步检查为目的被介绍到笔者所在科室接受治疗。

现　症：生命体征无异常，未发现腹部压痛。眼睑结膜有贫血貌。

检查结果：白细胞数为 4,270/μL，属于正常范围，但 CRP 为 0.86mg/dL，略有增加。Hb 为 7.2 g/dL，确认为贫血，但 BUN/CRE 相比以前没有变化。HbA1c 为 6.6%，情况良好。β –D 葡聚糖不足 2.33pg/ml，*H.pylori* IgG 抗体为 2.0，呈阴性。

上消化道内镜所见　背景胃黏膜萎缩（木村·竹本分类 O-1），前庭部可见章鱼疣糜烂，胃体部小弯侧未发现弥漫性发红和水肿状变化，考虑是感染过 *H.pylori* 的状态。胃穹隆部 ~ 胃体部大弯多发有 SMT 样轮廓的类圆形小溃疡（**图2**）。食道未发现包括念珠菌病在内的明显异常。

病理组织学所见　对胃体部大弯的溃疡进

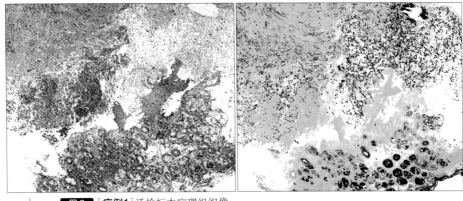

图3 ［病例1］活检标本病理组织像
a 活检标本的HE染色像。活动性炎症较强，炎症性渗出物中发现大量真菌。
b Grocott染色像。发现菌丝伸长后的念珠菌的形状和在溃疡底部呈浸润性扩张的样子。

行活检，结果用HE染色在溃疡底部发现了大量真菌（**图3a**）。在Grocott染色中，菌丝伸长后的念珠菌形态变得清晰，可以确认溃疡底部呈浸润性扩张，诊断为胃念珠菌病（**图3b**）。用USS（updated Sydney system）评估背景黏膜，对前庭部大弯／胃体中部大弯的活检发现幽门螺杆菌（H.pylori）（0/0），中性粒细胞（neutrophils）（0/0），单核细胞（mononuclear cells）（1/1），萎缩（atrophy）（2/0），肠上皮化生（intestinal metaplasia）（1/0），淋巴样聚集体（lymphoid aggregates）（+/−），与感染过H.pylori的萎缩性胃炎的诊断结果没有矛盾。

临床经过诊断为胃念珠菌病，用FLCZ 50mg/d口服治疗4周，溃疡愈合。此后逐年进行上消化道内镜检查，未发现复发。

结语

胃念珠菌病虽然是罕见的疾病，但据胃穹隆部～胃体部大弯侧的周围隆起和厚白苔明显的小溃疡多发的特征性内镜表现可以怀疑是本病。合并食管念珠菌病的情况很少见。也有可能导致难治化、重症化，特别是有基础疾病和正在使用可能成为原因的药物的老年人，有必要考虑到本病进行诊疗。

参考文献

[1] Trier JS, Bjorkman DJ. Esophageal gastric, and intestinal candidiasis. Am J Med 77:39-43, 1984.
[2] 塚本秀人. 消化管真菌症の臨床病理学的検討. 日消誌 83: 2341-2350, 1986.
[3] 砂川恵伸, 堤寛. 消化管感染症の病理—形態診断に役立つ病理組織所見. 胃と腸 46:2047-2054, 2011.
[4] Karasuno T, Sata H, Noda Y, et al. Invasive candidiasis leading to gastric perforation in an immunocompromised patient. IDCases 18: e00627, 2019.
[5] 重光修, 内田雄三, 柴田興彦, 他. 幽門狭窄を来した胃カンジダ症の1例. Gastroenterol Endosc 28:1869-1875, 1986.
[6] 庄野嘉治, 有井一雄, 井上正也, 他. 幽門狭窄症を呈した胃カンジダ症の1例. 日臨外会誌 65:661-664, 2004.
[7] Morishita T, Kamiya T, Munakata Y, et al. Radiologic and endoscopic studies of gastric ulcers associated with Candida infection. Acta Gastroenterol Latinoam 23:223-229, 1993.
[8] 藏原靖一. 感染性の胃炎（結核, CMV, 梅毒, カンジダ）. 春間賢（監）, 加藤元嗣, 井上和彦, 村上和成, 他（編）. 胃炎の京都分類, 改訂第2版. 日本メディカルセンター, pp 108-110, 2018.
[9] Minoli G, Terruzzi V, Ferrara A, et al. A prospective study of relationships between benign gastric ulcer, candida, and medical treatment. Am J Gastroenterol 79:95-97, 1984.
[10] 萩原秀紀, 久保光彦, 野呂義隆, 他. 平滑筋腫に合併した胃カンジダ症に対する内視鏡的ミコナゾール局注療法の1治験例. Gastroenterol Endosc 33:549-553, 1991.
[11] 桑原章吾. 小微生物書, 第2版. 金芳堂, pp 211-244, 1986.
[12] 宮原孝治, 稲葉知己, 野間康宏, 他. Helicobacter pylori除菌療法が奏功した胃カンジダ症の1例. Gastroenterol Endosc 51: 341-347, 2009.
[13] 鎌田和明, 池用隆明, 津浦幸夫, 他. H. pylori除菌治療が有効であった胃カンジダ症の1例. Gastroenterol Endosc 56: 3372-3373, 2014.
[14] Kato S, Akasaka T, Kawamoto Y, et al. Gastric candidiasis developing after administration of potassium-competitive acid blocker. Gastrointest Endosc 2019 Jun 17［Epub ahead of print］.

感染性胃炎

胃异尖线虫病

Gastric Anisakiasis

松野 健司[1, 2]   上堂 文也[1]   河野 光泰

嶋本 有策   福田 弘武   中川 健太郎

大森 正泰   岩上 裕吉   井上 俊太郎

岩坪 太郎   中平 博子   松浦 伦子

七条 智圣   前川 聪   金坂 卓

山本 幸子   竹内 洋司   东野 晃治

石原 立

[1] 大阪国際がんセンター消化管内科
　〒541–8567 大阪市中央区大手前 3 丁目 1–69
[2] 熊本大学大学院生命科学研究部消化器内科学

关键词 　胃异尖线虫病　食物中毒　vanishing tumor　过敏　寄生虫

疾病的概念及最新进展

消化道异尖线虫病是由 Anisakis 亚科（*Anisakidae*）的线虫（异尖线虫）侵入人体而引起的病态，其中以胃异尖线虫病最为常见。在以吃生鱼为饮食习惯的日本，胃异尖线虫病的发生率并不低，是日常诊疗中常见的疾病。另外，近来各种媒体报道了异尖线虫引起的食物中毒事件不断增加，引起世人注目的事情也让人记忆犹新。

造成异尖线虫病的虫体大多是被分类为 Anisakis 亚科的 Anisakis 属的寄生虫。线虫的成虫寄生在鲸鱼、海豚等海洋哺乳动物的消化道上，成虫产下的卵在海水中发育成幼虫。其幼虫被甲壳类动物摄取，被幼虫感染的甲壳类动物被鱼类、软体动物摄取，感染的鱼类、软体动物再被人类经口摄取，侵入人体从而引发异尖线虫病。由于人不是异尖线虫的最终宿主，所以会在人体内自然死亡，但会产生对异尖线虫的过敏反应。另外，*Anisakis simplex* 是引起异尖线虫病的概率最高的虫体，它在 –20℃ 以下的环境下可以存活 24 h，在 60℃ 以上的环境下短时间内就会死亡。

在 2012 年 12 月 28 日的食品卫生法实施规则的部分修订中，为了准确掌握食物中毒患者的发生状况等，异尖线虫作为食物中毒原因的物质类别，被新增到食物中毒事件表中。因此，医生在诊断出疑似因异尖线虫引起的食物中毒的患者后，需要立即向附近的保健所申报（食品卫生法第 58 条——有关中毒的申报）。另外，在日本厚生劳动省的食物中毒事件一览速报中，可以阅览在 2013 年以后的因异尖线虫引起的食物中毒的发生情况。以该资料为基础制作的在 2013 年以后的异尖线虫食物中毒发

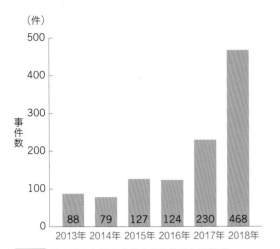

图1 异尖线虫食物中毒发生事件数的年度推移

〔厚生労働省. 食中毒統計資料. https://www.mhlw.go.jp/stf/seisakunit suite/bunya/kenkou_iryou/shokuhin/syokuchu/04.html（2019年7月29日閲覧）をもとに作成〕

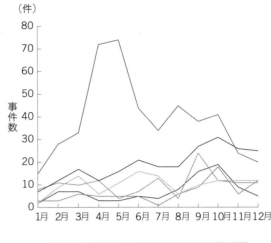

2013年　2014年　2015年
2016年　2017年　2018年

图2 异尖线虫食物中毒的月发生数

〔厚生労働省. 食中毒統計資料. https://www.mhlw.go.jp/stf/seisakunit suite/bunya/kenkou_iryou/shokuhin/syokuchu/04.html（2019年7月29日閲覧）をもとに作成〕

生事件数的年度推移如**图1**所示。截止到2014年，因异尖线虫引起的食物中毒申报数每年不足100件，但从2015年开始每年超过100件，于2018年如报道所述，达到468件之多。不过，统计数量激增的背景是，可能是在医疗人员之间逐渐形成了将异尖线虫病作为食物中毒来申报的认识。另外，由于生鲜食品的低温流通系统的发达，可以很容易地吃到在偏远地区捕获的新鲜的生鱼贝类也是一个重要原因。另外，根据该资料显示，由异尖线虫引起的食物中毒倾向于夏季以后较多，但在2018年可能是鲣鱼丰收的缘故，与以往不同，由鲣鱼引起的食品事件剧增，时期也以春夏居多（**图2**）。

疾病的特征及鉴别诊断

消化道异尖线虫病的患病部位以胃占绝大多数，小肠、十二指肠紧随其后，此外，也有报告称发现了远端大肠、食道、口腔黏膜处刺入的虫体。也就是说，消化道异尖线虫病是可能发生在整个消化道的病态。

从临床症状来看，胃异尖线虫病分为侵袭型和缓和型，分别与蜂窝织炎和肉芽形成基本对应。概率上几乎都是侵袭型。侵袭型的临床像可以概括为摄入生鱼的饮食史之后的急剧腹痛，诊断时饮食史的收集和虫体的确认是重要的。虫体刺入引起的Ⅰ型、Ⅲ型过敏可形成蜂窝织炎，伴随胃黏膜皱襞肿大或胃黏膜下肿瘤（submucosal tumor, SMT）样隆起，有时也会有巨大的、消失的肿瘤（vanishing tumor）。

另一方面，缓和型也被称为慢性型，概率上来说比较少见。基本上是初次感染，由于对幼虫和排出的代谢产物以及蜕皮液的异物反应而形成脓肿，逐渐平稳过渡为肉芽肿，呈隆起性病变或隆起凹陷性病变形态。从病理组织学上看，全层性，特别是黏膜下层有明显的弥漫性嗜酸性粒细胞浸润、水肿、纤维素渗出，并且还伴有淋巴管和血管的扩张以及轻度出血。另外，黏膜下层有死亡或破碎的虫体，有时会观察到以它们为中心的寄生虫性肉芽肿（parasitic granuloma）、嗜酸性粒细胞性肉芽肿（eosinophilic granuloma），如果确认了这些就可以确诊。

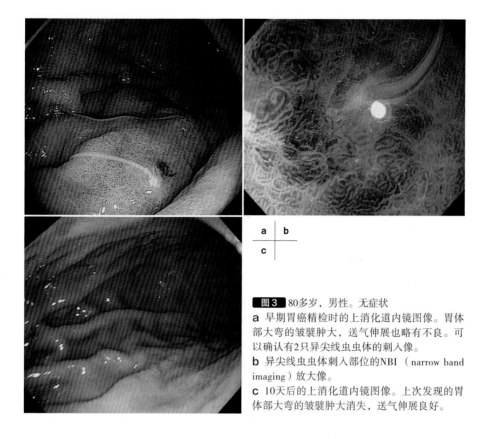

图3 80多岁，男性。无症状
a 早期胃癌精检时的上消化道内镜图像。胃体部大弯的皱襞肿大，送气伸展也略有不良。可以确认有2只异尖线虫虫体的刺入像。
b 异尖线虫虫体刺入部位的NBI（narrow band imaging）放大像。
c 10天后的上消化道内镜图像。上次发现的胃体部大弯的皱襞肿大消失，送气伸展良好。

作为胃异尖线虫病的内镜像，如果能确认到呈丝状、白色调的虫体，就很容易诊断为异尖线虫病，但有时虫体无法确认。在无法确认虫体而出现胃黏膜皱襞肿大的情况下，作为鉴别疾病有弥漫浸润型胃癌（4型胃癌）、急性胃黏膜病变、巨大皱襞性胃炎、腐蚀性胃炎、胃蜂窝织炎、胃梅毒等。如果是胃异尖线虫病，1~2周胃黏膜的皱襞肿大消失的情况较多，如果发现皱襞肿大，活检未确认癌，短期内内镜检查的复检对鉴别本病有用。也有报告称，在胃癌和胃异尖线虫病合并的病例中，诊断为弥漫浸润型胃癌打算实施胃全切术，但在术前发现皱襞肿大消失，诊断为局限性胃癌，切除了幽门侧，因此要注意不要过度治疗。本机构也经历了早期胃癌合并胃异尖线虫病的病例（**图3a、b**）。该病例虽然无症状，但由于确认到了虫体，因此可以诊断为早期胃癌合并胃异尖线虫病，而不是弥漫浸润型胃癌。去除虫体后，

以治疗为目的住院10天后，胃体部大弯的皱襞肿大消失（**图3c**），对早期胃癌进行内镜黏膜下剥离术（endoscopic submucosal dissection，ESD），得以治愈性切除。

在胃异尖线虫病中，呈现胃SMT样形态的仅为2%~4%，但仅凭通常的内镜像很难与其他SMT相鉴别。也有作为所谓的消失性肿瘤（vanishing tumor）在短期内消失的情况，但是缓和型的情况下也有未发现前驱症状，未发现长时间形态变化的情况，通过外科手术和ESD进行诊断性治疗的报告也有很多。佐佐木等报告了，作为伴随胃异尖线虫病的胃SMT样隆起的超声内镜像，肿瘤中心部存在椭圆形或哑铃形的高回声区（central hyperechogram）。这被认为是位于中央的虫体被描述成高回声构造物，肉芽肿和脓肿部分被描述成低回声构造。腹腔内异尖线虫肉芽肿也有类似的观察报告，这是异尖线虫肉芽肿的特征性所见。

作为血清学诊断法，可以测定抗异尖线虫抗体，针对异尖线虫特异抗原的 IgG、IgA、IgE 的 ELISA（enzyme linked immunosorbent assay）套件已经上市，据报道阳性率为 70%～80%。但是，在日本不显性感染也很多，有报告说正常人的阳性率也有 10%～20%，如果仅用病历和血清学方法诊断的话需要注意，最好是进行对照组血清的测定。

治疗方针

避免生食海产鱼贝类，或加热后（60℃以上 1 min）进食是切实有效的预防感染的方法。另外，冷冻处理（−20℃以下 24 h）会使异尖线虫幼虫失去感染性，因此冷冻鱼贝类再解冻后生吃可以有效预防感染。除了加热和冷冻以外，在新鲜时摘除鱼贝类内脏等方法也适用于预防感染。这是因为寄生在内脏中的幼虫在捕捞后会转移到肌肉中。

胃异尖线虫病的治疗，在内镜检查确认虫体后，可以用活检钳去除。不一定是 1 只，也有摘除了 56 只虫体的报告，所以不能只指出 1 处就放松警惕，有必要注意检查其他部位有没有虫体。在难以进行内镜检查或无法确认虫体的情况下，由于虫体刺入消化管壁后会死亡，所以通过镇痛药或抗过敏药等的保守治疗，多数情况下会自然好转。小肠异尖线虫病会导致肠梗阻或肠套叠，有时需要消化道减压或外科切除。

参考文献

[1] 山口芳美, 高橋寛, 藤田力也. 寄生虫症—胃アニサキス症. 日臨 別冊感染症症候群(II):461-463, 1999.
[2] 松本主之, 藤澤聖, 迫口直子, 他. 寄生虫性感染症—消化管アニサキス症. 胃と腸 37:429-436, 2002.
[3] 厚生労働省. 食中毒統計資料. https://www.mhlw.go.jp/stf/seisakunitsuite/bunya/kenkou_iryou/shokuhin/syokuchu/04.html (2019年7月29日閲覧).
[4] 石倉肇, 菊地由生子, 石倉浩. アニサキス幼虫による急性腸炎. 胃と腸 18:393-397, 1983.
[5] Ikuta R, Kitazawa H, Matsuda K, et al. Anisakiasis of the Anorectum. Intern Med 55:2513-2514, 2016.
[6] Muguruma N, Okamura S, Okahisa T, et al. Anisakis larva involving the esophageal mucosa. Gastrointest Endosc 49:653-654, 1999.
[7] 飯野治彦, 内田哲, 今村和之, 他. 九州のアニサキス症—1〜8次アンケート調査・総まとめ(1962年3月〜1990年6月). 臨と研 70:3563-3576, 1993.
[8] 今井亜希, 加藤元嗣, 森康明, 他. 消化管全体にわたる感染症—消化管アニサキス症. 消内視鏡 21:388-391, 2009.
[9] 音田正樹, 横矢仁, 白川敏夫, 他. Vanishingtumorを呈した胃アニサキス症の1例. Prog Dig Endosc 16:171-174, 1980.
[10] Fujisawa K, Matsumoto T, Yoshimura R, et al. Endoscopic finding of a large vanishing tumor. Endoscopy 33:820, 2001.
[11] 岩下明德, 原岡誠司, 高木靖寛, 他. 消化管感染症の病理. 胃と腸 37:286-304, 2002.
[12] 芝原一繁, 天谷奨, 黒川勝, 他. 胃アニサキス症によってスキルス様の内視鏡所見を呈したと思われる進行胃癌の1例. 日臨外会誌 65:1241-1244, 2004.
[13] 唐沢洋一, 平福一郎, 星和夫. 最近の消化管アニサキス症について. 医事新報 3413:43-46, 1989.
[14] 佐々木欣郎, 宮地和人, 青木秀和, 他. 胃アニサキス肉芽腫2例の超音波内視鏡像. Gastroenterol Endosc 44:996-1000, 2002.
[15] 小原弘嗣, 増田靖彦, 平井利幸. 腹腔鏡下胃局所切除術を施行した胃アニサキス好酸球肉芽腫の1例. 日内視鏡外会誌 11:445-449, 2006.
[16] 小澤俊文, 海上雅光. 特徴的な超音波像を呈した胃アニサキス性好酸球性肉芽腫の1例. 胃と腸 52:1348-1353, 2017.
[17] 窪田忠夫, 永井基樹, 大森敏弘, 他. 興味ある超音波所見を呈した腹腔内アニサキス性肉芽腫の1例. 超音波医 33:221-227, 2006.
[18] Yagihashi A, Sato N, Takahashi S, et al. A serodiagnostic assay by microenzyme-linked immunosorbent assay for human anisakiasis using a monoclonal antibody specific for Anisakis larvae antigen. J Infect Dis 161:995-998, 1990.
[19] 大滝秀穂, 月岡照晴. 日本海沿岸におけるアニサキス症の現況—福井県における調査. 日臨内科医会誌 4:73-75, 1990.
[20] 国立感染症研究所. アニサキス症とは. https://www.niid.go.jp/niid/ja/kansennohanashi/314-anisakis-intro.html (2019年7月29日閲覧).
[21] Kagei N, Isogaki H. A case of abdominal syndrome caused by the presence of a large number of Anisakis larvae. Int J Parasitol 22:251-253, 1992.

感染性十二指肠炎

Whipple 病

Whipple's Disease

长末 智宽[1, 2]   藏原 晃一[1]   川崎 启祐[1, 3]

八板 弘树[1]   大城 由美[4]   小林 广幸[1, 5]

[1] 松山赤十字病院胃肠センター
　　〒 790-8524 松山市文京町 1
[2] 九州大学大学院医学研究院病態机能内科学
[3] 岩手医科大学医学部内科学讲座消化器内科
　　消化管分野
[4] 松山赤十字病院病理部
[5] 福冈山王病院消化器内科

关键词　Whipple 病　白色绒毛　十二指肠　内镜所见　NBI 放大观察

疾病的概念及最新进展

Whipple 病是由放线菌近亲的革兰阳性杆菌 T.whipplei（Tropheryma whipplei）的机会性感染引起的全身感染症。本病由于是小肠黏膜的感染引起明显的吸收障碍，以腹泻和体重减轻为主要症状，但也呈现关节炎、腹腔内淋巴结肿胀、中枢神经障碍（脑膜炎等）、眼症状（眼肌麻痹、葡萄膜炎等）、肝脾肿、胸膜炎等多种临床症状。消化道方面，十二指肠至小肠呈特征性黏膜病变，通过内镜活检诊断。本病虽然是极其罕见的疾病，但如果诊断晚了就有可能致死，是消化道内镜诊断重要性很高的疾病之一。

本病的报告病例多见于白人中年男性，在欧美约有 1,000 例被报告。在日本的报告极为罕见，笔者检索到的范围内（医学中央杂志及 PubMed，1986—2018 年）文献报告只有 13 例（**表 1**）。报告病例中，除 1976 年楢本等的报告以外的 12 例是 2004 年以后的报告。这很有可能是由于本病的众所周知和小肠内镜普及的影响，但也有可能反映了增加的趋势，需要关注今后的动向。

疾病的特征及鉴别诊断

研究日本报告的 13 例（**表 1**），年龄以 50 岁出头居多，男性 11 例，女性 2 例。症状以腹泻和体重减轻为主要特征，病程长达数月至数年以上。检查结果为，白细胞在正常范围内，发现贫血、低白蛋白血症、C 反应蛋白（C-reactive protein，CRP）中等程度的上升。血清 HTLV-1（human T cell leukemia virus Type 1）抗体在被检查的 9 例中有 4 例呈阳性。本病在包括十二指肠在内的小肠中发病（**表 1**），特别以十二指肠降段 ~ 空肠为好发部位。

在内镜检查中，伴有弥漫性白色绒毛的浮肿状黏膜是其特征表现（**图 1**）。呈现白色绒毛的疾病有淋巴管扩张症、粪类圆线虫病、AA

表1 Whipple病的日本报告病例（会议记录除外）

报告年份	报告者	年龄(岁)/性别	症状	病程时间	WBC	Hb (g/dL)	Alb (g/dL)	CRP (mg/dL)	HTLV-1抗体	消化道患病部位	治疗
1976	楷本等	45/M	腹泻、水肿	20年	7,200	5.7	1.1	阴性	/	空肠、回肠	四环素
2004	Yogi等	52/M	腹泻、体重减轻	1年	7,700	9.1	2.3	2.4	+	十二指肠	CTRX+ST合剂
2007	濑野尾等	50/M	体重减轻	10个月	/	/	2.4	4.2	/	十二指肠	CTRX+ISP
2008	金城等	51/M	腹泻、体重减轻	1年	/	/	3.1	2.63	+	十二指肠、空肠	CTRX+ST合剂
2011	川崎等	54/M	腹泻、体重减轻	6个月	12,540	9.5	1.8	1.98	+	十二指肠、空肠、回肠发、大肠	CTRX+ST合剂
2013	Yajima等	54/M	腹泻、体重减轻	6个月	11,700	7.6	/	5.42	−	十二指肠、终回肠	CTRX+ST合剂
2013	渡边等	36/F	腹泻、体重减轻	3年	14,120	8.2	1.2	5.45	−	十二指肠、空肠、回肠	CTRX+ST合剂+MEPM+VCM
2015	堂森等	76/M	腹泻	2个月	4,270	8.9	1.8	5.95	/	十二指肠、空肠、回肠	CTRX+ST合剂
2016	平野等	70多岁/M	黑便、腹泻	3个月	13,600	7.3	1.6	5.0	+	十二指肠、空肠、回肠	CTRX+ST合剂→CFPN-PI
2016	长末等	50/M	腹泻、体重减轻	3个月	7,050	11.2	2.7	0.27	/	十二指肠、空肠、回肠	CTRX+ST合剂
2017	小野等	41/M	发热、食欲不振	11年	4,760	8.5	1.6	5.21	/	十二指肠、空肠、回肠	CTRX+ST合剂
2018	赤泽等	47/F	腹泻、腹痛	6周	5,500	16	4.1	0.03	−	十二指肠、空肠、回肠	CTRX+ST合剂→DOXY+HCQ
2018	Saito等	72/M	食欲不振、体重减轻	3年	5,030	6.6	2.1	2.75	/	十二指肠	CTRX+ST合剂

+：阳性；−：阴性；/：未实施或无记载；CTRX：头孢曲松钠；ST：磺胺甲噁唑·甲氧苄啶；ISP：异帕米星；MEPM：美罗培南；VCM：万古霉素；CFPN-PI：头孢卡品酯；DOXY：多西环素；HCQ：羟氯喹。〔转载自：藏原晃一，他．Whipple病．胃と腸 53：489-495, 2018のTable 1より。有部分改动〕

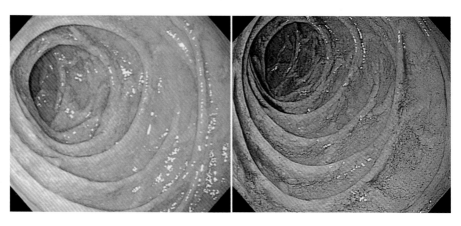

a | b

图1 EGD所见
a 十二指肠降段的普通内镜图像。
b a的色素分布像。
〔转载自：川崎啓佑，他．十二指肠NBI拡大観察とカプセル小腸内視鏡が有用であったWhipple病の1例．胃と腸 46：311-319, 2011〕

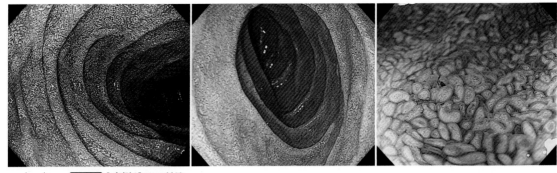

a | b | c **图2** [**病例1**]EGD所见
a,b 十二指肠降段的普通内镜图像。
c 该部位的NBI放大像。
〔经许可转载自：長末智寛，他．電子顕微鏡所見とPCR法で確診したWhipple病の1例．日消誌 113：1894-1900, 2016〕

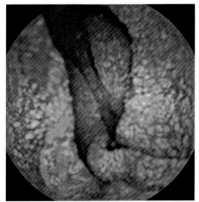

图3 [**病例1**]胶囊小肠内镜图像（小肠上部）

淀粉样变性、碳酸镧相关病变等需要进行鉴别诊断，但仅凭图像所见不容易鉴别，需要根据病理组织学所见进行鉴别。

在十二指肠、小肠的病变部，病理组织学上具有微小颗粒状的灰白色细胞质的大型泡沫状巨噬细胞聚集在黏膜固有层，且伴随脂肪滴是其特征。该泡沫状巨噬细胞为 adipophilin 染色阳性，PAS（periodic acid-Schiff）染色阳性，通过电子显微镜检查发现该 PAS 染色阳性颗粒是被巨噬细胞吞噬的 T.whipplei。呈现 PAS 染色阳性巨噬细胞聚集状的疾病除了本病以外还有非结核性抗酸菌症和组织胞浆菌病（histoplasmosis）等，Whipple 病的鉴别点是 Ziehl-Neelsen 染色阴性、Grocott 染色阳性以及发现脂肪滴。为了确诊本病，需要通过活检组织的 PCR（polymerase chain reaction）法或者电子显微镜检查来证明 T.whipplei 的存在。在电子显微镜检查中，该菌被观察为 1~2 μm 大的杆菌。

治疗方针

关于本病的治疗，虽然尚未确立有明确证据的治疗方法，静脉注射具有骨髓转移性的头孢曲松钠（CTRX）2 周后，持续口服 ST（磺胺甲噁唑·甲氧苄啶）合剂 1 年以上的病例较多（**表1**）。今后也需要基于进一步病例的积累进行讨论。

病例

[**病例1**] 与参考文献 [6] 为同一病例（经许可）。

患　者：50 岁，男性。

主　诉：腹泻、体重减少。

现病史 持续 2 个月水样腹泻（10 次以上 /d）为主诉近医处住院。进行了上下消化道及小肠内镜检查等，但未得到确定诊断，持续腹泻，3 个月内体重减少约 25kg，诊断为原因不明的小肠炎，被转院介绍到笔者所在科室。

入院时现症 身高 170.5cm，体重 47.0kg，BMI 16.2，体温 36.3℃，血压 111/ 6mmHg，脉搏 71 次 /min，腹部平坦，柔软，无压痛。表面无淋巴结肿大。

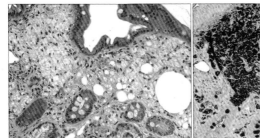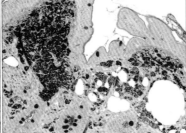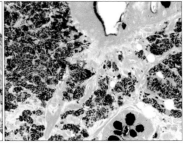

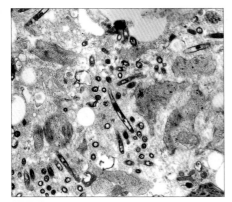

a | b | c 　**图4** [**病例1**]活检标本病理组织所见（十二指肠降段）
　　a　HE染色。
　　b　PAS染色。
　　c　Grocott染色。

图5 [病例1]电子显微镜成像

检查结果　白细胞数在正常范围内，CRP 为 0.27mg/dL，略有增加。总蛋白为 5.4g/dL，Alb 2.6g/dL，确认为低白蛋白血症。抗 HTLV-1 抗体和抗 HIV（human immunodeficiency virus）抗体均为阴性，HLA（human leukocyte antigen）型为 A24、A33、B7 和 B44。

上消化道内镜（esophago gastroduo denoscopy，EGD）所见　十二指肠降段的黏膜面呈轻度水肿状，发现弥漫性的白色绒毛（图2a、b）。NBI（narrow band imaging）并用放大观察到，绒毛边缘上皮镶边的绒毛内呈均匀的白化，其表层观察到微血管（图2c）。

结肠镜表现　大肠未见明显异常。终回肠可见白色绒毛和黏膜粗糙。

小肠胶囊内镜表现　全小肠发现水肿状黏膜，发现弥漫性白色绒毛（图3）。

病理组织学表现　在上下消化道内镜检查

和 DBE（double balloon enteroscopy）下实施的活检中，十二指肠降段、空肠和回肠的活检中，发现黏膜固有层内有 PAS 染色阳性的泡沫状巨噬细胞聚集和脂肪滴（图4a、b）。泡沫状巨噬细胞的聚集为 adipophilin 免疫染色阳性，Ziehl-Neelsen 染色阴性，Grocott 染色阳性（图4c）。

电子显微镜表现　在十二指肠黏膜组织的电子显微镜检查中，发现了大量被巨噬细胞吞噬的被认为是 T.whipplei 的 1~2μm 大小的杆菌（图5）。

活检组织 PCR 法检查　对从十二指肠黏膜组织中提取的 DNA 进行直接测序，确认了 T.whipplei 特异性的碱基序列。

临床经过　根据以上确诊为 Whipple 病。确诊后，CTRX 经静脉注射 2 周后改为口服 ST 合剂。经过这些治疗，腹泻症状迅速好转，全身状态良好，此后继续服用 ST 合剂 2 年以上，定期进行观察，未发现复发。

结语

Whipple 病虽然是极其罕见的疾病，但如果诊断晚了就有可能造成致命后果，是消化道内镜诊断重要性很高的疾病之一。在呈现慢性腹泻和体重减轻等症状的病例中，通过内镜检查发现十二指肠有弥漫性白色绒毛时，考虑到本症是很重要的。

参考文献

[1] Fenollar F, Puéchal X, Raoult D. Whipple's disease. N Engl J

Med 356:55-66, 2007.

[2] Fenollar F, Lagier JC, Raoult D. *Tropheryma whipplei* and Whipple's disease. J Infect 69:103-112, 2014.

[3] 蔵原晃一, 川崎啓佑, 長末智寛, 他. Whipple病. 胃と腸 53:489-495, 2018.

[4] 楢本純一, 為近義夫, 新関寛, 他. 非特異的多発性小腸潰瘍に併存したWhipple病の1例. 胃と腸 11:227-231, 1976.

[5] 川崎啓佑, 小林広幸, 蔵原晃一, 他. 十二指腸NBI拡大観察とカプセル小腸内視鏡が有用であったWhipple病の1例. 胃と腸 46:311-319, 2011.

[6] 長末智寛, 蔵原晃一, 八板弘樹, 他. 電子顕微鏡所見とPCR法で確診したWhipple病の1例. 日消誌 113:1894-1900, 2016.

[7] 小野洋嗣, 中内脩介, 池田敦史, 他. 内視鏡的に治療前後の経過が追えた基礎疾患のないWhipple病の1例. Gastroenterol Endosc 59:2607-2613, 2017.

[8] 赤澤賢一郎, 日比野真. 診断に苦慮し, 臨床的にWhipple病と診断した一例. 日病総合診療医会誌 14:518-519, 2018.

[9] Saito T, Shiode J, Ohya S, et al. Whipple's Disease with Long-term Endoscopic Follow-up. Intern Med 57:1707-1713, 2018.

[10]平田敬, 蔵原晃一. 白色絨毛. 胃と腸 52:630, 2017.

[11]八板弘樹, 蔵原晃一, 大城由美. 炭酸ランタンによる十二指腸病変を経時的に観察し得た1例. 胃と腸 53:1666-1672, 2018.

[12]平田敬, 蔵原晃一, 八板弘樹, 他. 十二指腸非腫瘍性病変の拡大観察. 胃と腸 54:246-258, 2019.

感染性十二指肠炎

粪类圆线虫病

Duodenal Strongyloidiasis

金城 彻 [1]　　　　外间 昭　　　　　金城 福则 [2]
平田 哲生 [3]　　　岸本 一人 [4]　　伊良波 淳 [5]
大平 哲也 [1]　　　田中 照久　　　　大石 有衣子
岛袋 耕平　　　　　田端 宗平　　　　古贺 绘莉香
藤田 次郎 [5]

[1] 琉球大学医学部附属病院光学医疗诊疗部
　〒 903-0215 沖縄県中頭郡西原町字上原 207
　E-mail：tetsu19761976@yahoo.co.jp
[2] 浦添総合病院消化器病センター
[3] 琉球大学医学部附属病院診療情報管理
　センター
[4] 与那原中央病院
[5] 琉球大学大学院医学研究科感染症・呼吸器・
　消化器内科学

关键词　十二指肠　粪类圆线虫病　白色绒毛　HTLV-1

疾病的概念及最新进展

粪类圆线虫病（strongyloidiasis）通过土壤经皮肤感染，主要是由寄生在十二指肠和空肠上部的粪类圆线虫（*Strongyloides stercoralis*）引起的消化道寄生虫感染。在日本，属于亚热带地区的冲绳县和鹿儿岛县奄美地区是浸淫地，其他地区的带虫者几乎都是来自浸淫地的人，很少有从国外输入的感染。但是，仓冈等报告了没有浸淫地居住经历，只在冲绳旅行 1 周（1972 年）的重症粪类圆线虫病患者，到有该虫分布的非洲、亚洲及南美洲的热带、亚热带地区旅行时，如果接触到被污染的土壤，就有可能发生同样的情况，因此有必要进行附加问诊。另外，由于来自浸淫地的人逐年增加，在日本遇到输入病例的比例也将增加。

粪类圆线虫阳性者与阴性者相比，成人 T 细胞性白血病淋巴瘤的病原体人类 T 细胞白血病病毒 1 型（human T-cell leukemia virus type 1，HTLV-1）重复感染的比例很高，重复感染者容易加重病情，而且对驱虫剂（伊维菌素）的抵抗性也很强。感染粪类圆线虫时，由于 Th2 型免疫应答，IgE 抗体上升，末梢血液的嗜酸性粒细胞增加，因此可以作为粪类圆线虫病的诊断线索，但 HTLV-1 阳性者 IgE 抗体的产生下降，也未发现嗜酸性粒细胞上升，这与诊断的延迟有关，需要注意。

该虫的生活史如下所述。存在于污染土壤中的丝状（filaria，F）型幼虫经皮肤感染，侵入血管和淋巴管后，经由心脏，穿破肺泡后从支气管移行到咽部，虫体被吞咽，在十二指肠发育为成虫。成虫在十二指肠中产卵，孵化成杆状（rhabditis，R）型幼虫随粪便排出体外成为自由世代。另一方面，该虫有特征性的自体感染（autoinfection）生活史，通过反复自体感染，长期处于被粪类圆线虫感染的状态。这是 R 型

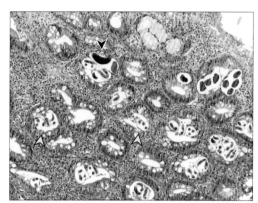

表1	患者背景	
实施内镜时年龄的中位数（范围）		76（53~88）岁
性别		
男性		30
女性		18
HTLV-1感染		
阳性		12
阴性		31
不明		5
症状		
无症状		27
腹部症状（包括食欲不振）		16
其他		5
过度感染综合征		
HTLV-1阳性		2
HTLV-1阴性		2

HTLV-1: human T-cell leukemia virus type 1。

表2	十二指肠异常所见明细（有重复）			
无异常	28	水肿		3
白色绒毛	12	淋巴管扩张		1
发红、糜烂	6	绒毛萎缩		1
溃疡	4	溃疡瘢痕		1

幼虫在被排泄到体外之前变成 F 型幼虫，通过肠管内或肛门周围的皮肤再感染的途径。在被排泄到体外之前变成 F 型幼虫，通过肠管内或肛门周围的皮肤再感染的途径。

　　诊断通常用琼脂平板培养基法最有效，粪便检查进行 3 次可以提高检测灵敏度。在虫体的生活史中，也有通过镜检和培养咳痰、胃液、肠液进行检查来诊断的情况，因此在提交标本时，向检查室提供有无虫体的临床信息也很重要。

疾病的特征及鉴别诊断

　　健康带虫者多无症状，但若感染虫体数量增加，有时可出现腹泻、软便、腹痛、哮喘等症状。在这种轻症病例中十二指肠出现异常的情况极为罕见。另一方面，由类固醇药物、免疫抑制药物、抗癌药物等引起的免疫抑制状态和 HTLV-1 感染者、糖尿病患者、酗酒者、肾衰竭患者，容易发生过度的自体感染，造成体内虫体增加的过度感染状态。在过度感染状态下，F 型幼虫会将肠道细菌带入血液和肺泡内，导致细菌性肺炎和败血症，并因吸收不良导致营养不良、水肿、麻痹性肠梗阻、消化道出血，有时甚至死亡。另外，在自体感染途径以外的胸腔积液、腹水、髓液、尿液等中发现 F 型幼虫的情况下，称为播撒性粪类圆线虫病（disseminated strongyloidiasis），是非常严重的状态。重症病例可见弥漫性的十二指肠水肿、粗糙的黏膜、白色绒毛、发红、糜烂、溃疡，管腔狭窄化，炎症像越高，通过活检发现粪类圆线虫的雌成虫和幼虫的比例越高（图1）。即使粪便检查为阴性，也有通过十二指肠活检诊断为粪类圆线虫病的报告，因此，如果通过内镜检查发现十二指肠的弥漫性炎症，应积极地进行活检和肠液采集，可以早期诊断、早期治疗。特别是作为呈现十二指肠的弥漫性病变的疾病，有必要鉴别 Whipple 病、非典型抗酸菌症、淀粉样变性、嗜酸性粒细胞性胃肠病、肠淋巴管扩张症等。

　　此次，在笔者所在医院 2010 年 1 月—2018 年 12 月通过粪便检查诊断为粪类圆线虫病的病例中，对于在驱虫前进行上消化道内镜（esophagostroduodenoscopy，EGD）检查的 48 个病例，研究了有无十二指肠异常所见（表1）。十二指肠异常所见中，白色绒毛最多，为

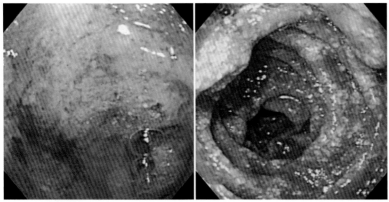

| a | b |

图2 ［**病例1**］过度感染综合征病例的十二指肠异常所见。60多岁，男性。脑肿瘤手术后。食欲不振，因剑突下痛详细检查。HTLV-1阴性。十二指肠整体有明显的水肿和弥漫性的白色绒毛（b），球部有稀脓性黏液附着和易出血（a）

表3 有无HTLV-1与十二指肠异常所见的关系

		十二指肠异常所见		合计
		有	无	
HTLV-1	阳性	9	3	12
	阴性	9	22	31

表4 十二指肠异常所见的有无与症状的关系

		症状			合计
		无症状	腹部症状 （含食欲不振）	其他	
十二指肠 异常所见	有 （其中有白色绒毛）	7 （4）	11 （6）	2 （2）	20 （12）
	无	20	5	3	28

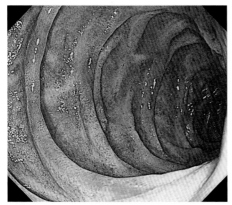

图3 ［**病例2**］无症状病例十二指肠异常所见。80多岁，男性。慢性肾衰竭。因贫血详细检查。HTLV-1阳性。十二指肠下部观察到灰白色绒毛

12例（25.0%），其次为发红、糜烂6例（12.5%）（**表2**）。过度感染综合征的4例呈现明显的白色绒毛和发红、糜烂，溃疡，水肿中的某一个（**病例1**；**图2**）。按有无HTLV-1来区分，阳性12例中有9例（75.0%）发现了白色绒毛、糜红、发红的异常，阴性31例中只有9例（29.0%）（$P = 0.0138$，Fisher 鉴定，**表3**）。未发现十二指肠异常的28例中有20例（71.4%）无症状，而发现异常的20例中有7例（35.0%）无症状（$P = 0.0185$，Fisher 鉴定，**表4**）。虽然没有症状，但十二指肠的异常表现为白色绒毛4例，发红、糜烂2例，溃疡1例，淋巴管扩张1例，白色绒毛中有1例由于驱虫而消失，因此认为白色绒毛是怀疑粪类圆线虫存在的值得关注的观察结果（**病例2**，**病例3**；**图3**，**图4**）。

治疗方针

伊维菌素是首选药物。原则上0.2mg/kg，早餐前1h口服1次，2周后口服等量，共2次。但是，在免疫缺陷状态、过度感染状态、复发时，直到粪类圆线虫阴性化为止，每隔1~2周使用4次以上。肠梗阻等难以口服的情况下，

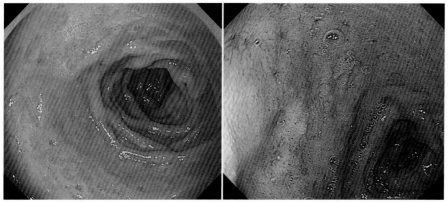

a | b

图4 ［**病例3**］无症状病例十二指肠异常所见。60多岁，女性。早期胃癌治疗前详细检查。HTLV-1阳性。驱虫前球部的一部分发现白色绒毛（**a**）。驱虫后（1年后）白色绒毛消失（**b**）

推荐从肠梗阻管中粉碎后给药。另外，在呈现肺病变的情况下，至粪便或咳痰中的粪类圆线虫呈阴性为止，需连续用药7~14天，但连日用药的有效性和安全性尚未通过大规模的积极试验得到证实。如果有肺病变，不仅要确认粪便，还要确认咳痰中的粪类圆线虫在2周内呈阴性。另外，仅靠驱虫剂无法治愈败血症、肺炎、脑膜炎等疾病，因此需要以肠道细菌为对象配合使用抗菌药。

参考文献

[1] 倉岡紗樹子, 高橋索真, 豊澤惇希, 他. 上部消化管内視鏡検査が診断の契機となり, 駆虫療法により救命し得た重症糞線虫症の1例. Gastroenterol Endosc 60:237-242, 2018.

[2] Tanaka T, Hirata T, Parrott G, et al. Relationship among strongyloides stercoralis infection, human t-cell lymphotropic virus type 1 infection, and cancer：a 24-year cohort inpatient study in Okinawa, Japan. Am J Trop Med Hyg 94:365-370, 2016.

[3] Hirata T, Uchima N, Kishimoto K, et al. Impairment of host immune response against strongyloides stercoralis by human T cell lymphotropic virus type 1 infection. Am J Trop Med Hyg 74:246-249, 2006.

[4] Carvalho EM, Da Fonceca Porto A. Epidemiological and clinical interaction between HTLV-1 and Strongyloides stercoralis. Parasite Immunol 26:487-497, 2004.

[5] Porto AF, Neva FA, Bittencourt H, et al. HTLV-1 decreases Th2 type of immune response in patients with strongyloidiasis. Parasite Immunol 23:503-507, 2001.

[6] Montes M, Sanchez C, Verdonck K, et al. Regulatory T cell expansion in HTLV-1 and strongyloidiasis co-infection is associated with reduced IL-5 responses to Strongyloides stercoralis antigen. PLoS Negl Trop Dis 3: e456, 2009.

[7] Hirata T, Nakamura H, Kinjo N, et al. Increased detection rate of Strongyloides stercoralis by repeated stool examinations using the agar plate culture method. Am J Trop Med Hyg 77:683-684, 2007.

[8] 上原剛, 金城福則, 新村政昇, 他. 糞線虫陽性者における十二指腸内視鏡検査の診断的有用性について. Clin Parasitol 5:142-143, 1994.

[9] Kishimoto K, Hokama A, Hirata T, et al. Endoscopic and histopathological study on the duodenum of Strongyloides stercoralis hyperinfection. World J Gastroenterol 14:1768-1773, 2008.

[10] 平田哲生. 糞線虫症. 「わが国における熱帯病・寄生虫症の最適な診断治療体制の構築」丸山治彦, 木村幹男, 小山佳祐, 編. 寄生虫症薬物治療の手引き, 改訂10.0版. 日本医療研究開発機構, 新興・再興感染症に対する革新的医薬品等開発推進研究事業, pp 69-70, 2019.

感染性十二指肠炎

蓝氏贾第鞭毛虫病

Giardia Duodenalis Infection

高桥 索真[1]　　　　稻叶 知己　　　　安藤 翠[2]

中村 聪子　　　　　沟渕 光一

[1] 香川県立中央病院消化器内科
〒760–8557 高松市朝日町 1 丁目 2–1
E–mail：s–takahashi@chp–kagawa.jp
[2] 同　病理诊断科

关键词　　蓝氏贾第鞭毛虫病　贾第鞭毛虫病　十二指肠

疾病的概念及最新进展

蓝氏贾第鞭毛虫病（贾第鞭毛虫病）是一种由寄生在消化道上的原虫蓝氏贾第鞭毛虫（*Giardia duodenalis*；*G.duodenalis*，别名：*G. intestinalis*，*G.lamblia*）引起的传染病，据说是由 17 世纪发明显微镜的 Leeuwenhoek 在自己的粪便中发现的。它是地球上存在的最古老的真核生物之一，没有线粒体。以发展中国家为中心，广泛分布在全世界，感染人数为 2 亿～3 亿人。在流行地区，儿童的感染率比成人高。在日本寄生虫学会的名表中被称为"蓝氏贾第鞭毛虫"，但在感染症法中被称为"贾第鞭毛虫病"，被指定为五类感染症（全数掌握疾病），诊断后必须在 1 周内上报。根据日本国立感染症研究所的统计，2010—2018 年日本国内的患者数每年在 60～90 人之间变化。另一方面，美国 1 年报告件数超过了 1 万件，估计在日本未被诊断的案例也很多。在日本感染的主要危险因素是到发展中国家旅行和男同性恋者之间的性行为。另一方面，在欧美也有因自来水管道中混入污水而导致集体发病的报告。寄生在人身上的蓝氏贾第鞭毛虫也会感染狗、猫、牛，也有从这些动物传染给人的事例，侧面反映了人畜共通感染症。

疾病的特征及鉴别诊断

该原虫具有在肠道内通过二次分裂增殖的滋养体和对外部环境具有耐药性的胞囊（Cyst）形态，通过口服被排到感染者粪便中的胞囊而感染。被摄取的胞囊经过胃后，迅速脱囊成为滋养体，定居在十二指肠～小肠上部附近。滋养体从正面看像猫头鹰，从侧面看像勺子，通过 4 对 8 根鞭毛翩翩而活泼地运动。腹部有吸盘，用它吸附在黏膜上。也有侵入黏膜固有层、黏膜下层的情况。到达下消化道的滋养体再次成为胞囊，被排泄到体外在外界生存。

口服摄取胞囊的情况下，多数为无症状性胞囊排出者。潜伏期约为 1~8 周，发病时呈泥状、水样腹泻（常为脂肪性黄白色）、腹痛、鼓肠、嗳气（打嗝）增加、排气（强烈的硫化氢臭味）、恶心、呕吐，血便通常不出现。也

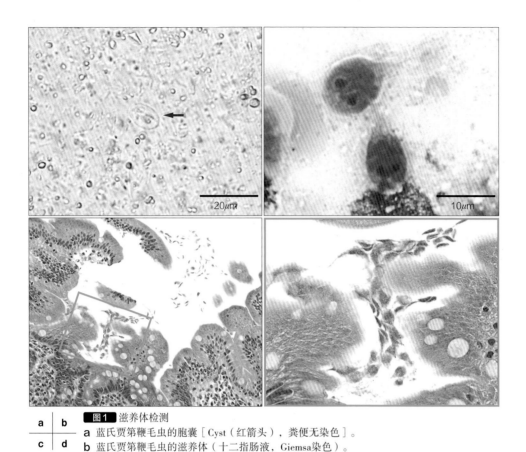

a	b
c	d

图1 滋养体检测
a 蓝氏贾第鞭毛虫的胞囊［Cyst（红箭头），粪便无染色］。
b 蓝氏贾第鞭毛虫的滋养体（十二指肠液，Giemsa染色）。
c 活检得到的十二指肠黏膜表面可见的蓝氏贾第鞭毛虫的滋养体（HE染色，×200）。
d c的蓝框部放大像。发现蓝氏贾第鞭毛虫滋养体的集合体（×600）。

有报告称，滋养体侵入胆管、胆囊、胰腺管，引发胆管炎、胆囊炎和胰腺炎。另外，也有在强烈萎缩的胃的肠上皮化生部发现滋养体的报告。该原虫的毒素产生不为人知，感染导致小肠绒毛萎缩和形态变化，乳糖酶和麦芽糖酶等糖分解酶活性低下，引起胆汁酸的脱合和脂肪分解酶的阻碍，从而吸收不良，产生营养障碍，小儿有时会发育不良。最近关于黏膜伤害机制的研究表明，该原虫的蛋白酶的产生，破坏肠道屏障机制，扰乱肠道内正常细菌群，抑制宿主中的趋化因子之一 CXCL8 信号等，驱虫后这些异常仍持续数月。

在本病的诊断中，滋养体或胞囊的检测是必要的（**图1**）。滋养体通常采集十二指肠液和胆汁，使用 Giemsa 染色进行检测。腹泻时，也有在粪便中排泄滋养体的情况。十二指肠黏膜的活检组织的病理学检查也有用。可以在粪便中检测出胞囊。碘染色、福尔马林乙醚沉淀法、硫酸锌离心漂浮法和蔗糖浓度梯度法等集囊法也有用。另外，有时还会使用酶标抗体法、免疫层析法检测病原体抗原、PCR（polymerase chain reaction）法等检测病原体基因。

作为内镜表现的特征，有报告指出，十二指肠中出现了黄白色调小隆起的聚集，这是由滋养体感染引起的炎症导致的浓稠黏液附着和淋巴滤泡的过度形成，在亲身诊治的病例中也发现了这些观察结果（**图2**）。此外，还报告了淋巴滤泡周围隆起的轻微发红，以及沿着皱襞散布的发红的白色调黏膜等。

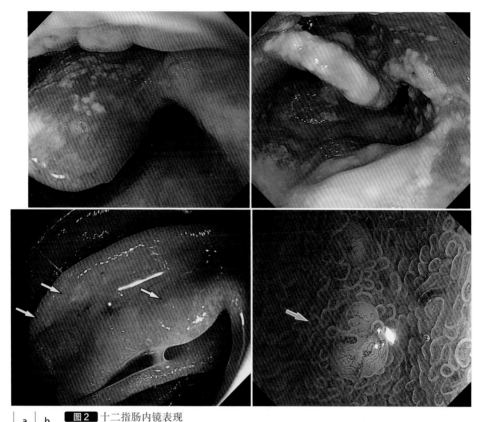

a	b
c	d

图2 十二指肠内镜表现

a~c 蓝氏贾第鞭毛虫感染者的十二指肠内镜像（白光）。浓稠黏液附着明显，发现黄白色调小隆起的聚集（黄箭头）。

d c中发现的黄白色调小隆起的NBI放大内镜像。发现淋巴滤泡的过度形成（蓝箭头）。

作为本病的鉴别诊断，与原虫相关的呈现同样症状的隐孢子虫病、环孢子虫病等孢球虫病、痢疾阿米巴病等很重要。细菌性痢疾、肠道毒素原性大肠杆菌肠炎、类志贺邻单胞菌肠炎、沙门氏菌肠炎、弯曲菌肠炎等细菌性肠炎也需要进行鉴别。与细菌感染相比潜伏期长，症状往往持续较长时间。混合感染的例子并不少见，所以必须进行大便镜检查和培养检查。除了感染症以外，食物引起性腹泻、药物性腹泻、乳糖不耐受腹泻、乳糜泻、慢性胰岛功能不全、Crohn 病、显微镜性大肠炎等的鉴别也很重要。

治疗方针

硝基咪唑类药物用于治疗。以成人为例，一般是 2012 年医疗保险适用的甲硝唑 750mg/d，口服 5~7 天（分 3 份）。推荐小儿同样服用 15mg/（kg·d），但在日本不适用医疗保险。有时也单次使用 2g 的替硝唑，但在日本不适用医疗保险。在服用期间均禁止饮酒，孕妇禁用。如果是耐药株，或者患有分泌型 IgA 缺损症、低 γ 球蛋白血症、HIV（human immunodeficiency virus）感染等导致免疫功能异常的基础疾病，有时单靠一个疗程的治疗是无法驱虫的，因此需要通过粪便检查、内镜检查来确认驱虫的成败。驱虫失败时，虽然不适用保险，但使用阿苯达唑、nitazoxanide 或非吸收性氨基糖甙类药物巴龙霉素等治疗有时有效。

预防感染的对策也很重要。可能接触患者大便时戴上手套，脱下手套后洗手。虽然没有必要对胞囊排出者进行隔离，但排便后洗手的指导很重要。由于胞囊在水中的感染力可持续数月左右，且对通常浓度的氯消毒也表现出抵抗性，因此一般的净水处理很难完全去除。据说在 60℃ 下加热几分钟，感染力会消失。特别是在上述免疫功能低下的情况下，要注意不要食用生的食物和未经加热处理的自来水。另外，针对蓝氏贾第鞭毛虫病的疫苗还没有投入使用。

参考文献

[1] 吉田幸雄, 有薗直樹. ランブル鞭毛虫. 図説人体寄生虫学, 改訂第9版. 南山堂, pp 46-49, 2016.

[2] 井関基弘. ジアルジア症(ランブル鞭毛虫症). 高久史麿, 尾形悦郎, 黒川清, 他(監). 新臨床内科学, 第9版. 医学書院, p 1394, 2009.

[3] 松本主之, 檜沢一興, 浅野光一, 他. ランブル鞭毛虫症. 胃と腸 37:405-408, 2002.

[4] Vivancos V, González-Alvarez I, Bermejo M, et al. Giardiasis: Characteristics, Pathogenesis and New Insights About Treatment. Curr Top Med Chem 18:1287-1303, 2018.

[5] Minetti C, Chalmers RM, Beeching NJ, et al. Giardiasis. BMJ 355: i5369, 2016.

[6] 所正治. ランブル鞭毛虫症(ジアルジア症). 門脇孝, 永井良三(編). カラー版 内科学. 西村書店, p 1889, 2012.

[7] 国立感染症研究所. 発生動向調査年別報告数一覧, 全数把握—五類感染症(全数). https://www.niid.go.jp/niid/ja/survei/2085-idwr/ydata/8113-report-ja2017-30.html (2019年9月2日閲覧).

[8] Hanevik K, Hausken T, Morken MH, et al. Persisting symptoms and duodenal inflammation related to *Giardia duodenalis* infection. J Infect 55:524-530, 2007.

[9] 阿部仁一郎. ジアルジアの分類と分子疫学. 生活衛生 49:98-107, 2005.

[10] 大西健児. ランブル鞭毛虫症(ジアルジア症). G.I.Res 14:331-335, 2006.

[11] 中村滋郎, 松本主之, 飯田三雄. ランブル鞭毛虫症. 消内視鏡 21:422-424, 2009.

[12] Gheorghe C, Cotruta B, Becheanu G, et al. Giardia duodenalis associated with intestinal metaplasia of the stomach. J Gastrointestin Liver Dis 26:221, 2017.

[13] Allain T, Amat CB, Motta JP, et al. Interactions of *Giardia sp.* with the intestinal barrier: Epithelium, mucus, and microbiota. Tissue Barriers 5: e1274354, 2017.

[14] 永尾重昭, 丸田紘史. 川口淳. ランブル鞭毛虫症. 消内視鏡 24:1743, 2012.

[15] 小山茂樹, 藤山佳秀. 機能性下痢—疾患概念と治療法. 成人病と生活習慣病 39:79-82, 2009.

感染性十二指肠炎

非结核性抗酸菌症

Duodenal Endoscopic Findings of Nontuberculosis Mycobacteria Infection

伊良波 淳 [1]   金城 彻 [2]   海田 正俊

仲村 秀太 [1]   大平 哲也 [2]   田中 照久

大石 有衣子   岛袋 耕平   和田 哲生 [3]

外间 昭 [2]   健山 正男 [4]   藤田 次郎

[1] 琉球大学医学部附属病院第一内科
〒 903-0215 沖绳县中头郡西原町字上原 207
E-mail : whatened@yahoo.co.jp
[2] 同 光学医疗诊疗部
[3] 同 诊疗情报管理センター
[4] 琉球大学大学院医学研究科感染症・呼吸器・消化器内科学

关键词   十二指肠   白色绒毛   消化道 MAC 病   播散性 MAC 病   HIV

疾病的概念及最新进展

非结核性抗酸菌（nontuberculosis mycobacteria，NTM）是除结核菌群和不能培养的麻风杆菌以外的抗酸菌的总称，以前被称为非典型抗酸菌。不仅存在于自然环境中，还广泛分布在自来水及其管道、浴室等生活环境中。过去被认为是弱毒菌，但关于感染器官中最多的肺，2014 年的日本国立感染性疾病研究所等进行的调查显示，肺 NTM 症的患病率为 14.7/10 万人，肺 NTM 症急剧增加，首次超过了结核病的患者人数。目前已鉴定出 NTM 约 150 种，其中对人类具有致病性的只有 50 种左右，大部分为鸟分枝杆菌（Mycobacterium avium）和细胞内分枝杆菌（Mycobacterium intracellulare）组成的 MAC（Mycobacterium avium complex）。因此，本文将以消化道 MAC 病为中心进行记载。

通常认为 MAC 是由周围环境直接感染，但主要的感染途径是经呼吸道感染和经肠道感染。与结核菌群不同，不会发生人与人之间的传染，因此不需要对感染者进行隔离。感染者免疫功能正常时，经呼吸道感染可引起肺 MAC 病，但在免疫功能低下的情况下和小儿中，MAC 会直接浸润肠道黏膜，被巨噬细胞吞噬，引起消化道 MAC 病。

另外，当处于 CD4 值低于 50 个 /μL 的高度免疫缺陷症状态时，NTM 可从消化道黏膜进入血流成为播散性 MAC 病。如果没有免疫缺陷，侵入血流内的 NTM 会通过消化道黏膜—黏膜下淋巴结—肠膜淋巴结—肝脏、脾脏、骨髓等网状内皮系统被排除，但免疫缺陷患者的巨噬细胞不进行细胞内杀菌，特别是 T 细胞的细胞因子产生障碍导致正常的巨噬细胞活性没有被激活，导致播散性 MAC 病。

大部分消化道 MAC 症无症状，但播散性 MAC 病早期出现的症状多有发热、盗汗、体重减轻、腹泻、腹痛、咳嗽等非典型症状。有报告称，所有病例中都发现了体重减轻。根据身体观察和图像观察，可见肝肿大、脾肿大、淋巴结肿大（颈部、旁支气管周围、旁大动脉、后腹膜）。血液检查结果显示，贫血、碱性磷酸酶（ALP）上升、LDH（lactate dehydrogenase）上升是比较明显的特征。

引起消化道 MAC 病和播散性 MAC 病的典型并发症是 HIV（human immunodeficiency virus）感染，但也有脏器移植后的报告和先天性 IFNγ（interferon γ）信号系统缺损的病例，以及与 IL-12（interleukin-12）系统有关的报告。另一方面，随着 TNFα（tumor necrosis factor α）抑制剂的使用的增加，出现了 NTM 感染增加的报告，但还没有因使用 TNFα 抑制剂而出现消化道 MAC 病的报告。

疾病的特征及鉴别诊断

消化道 MAC 病是在组织诊断中可以确定诊断的感染疾病之一。作为病理组织学的特征，大吞噬细胞（组织球和巨噬细胞）聚集在黏膜固有层，一部分涉及黏膜下层，绒毛缩短并肥厚。由于这些巨噬细胞处于免疫缺损状态，无法排出细菌，结果胞体因充满细菌而呈现淡蓝色细条纹状，PAS（periodic acid-Schiff）染色和抗酸菌染色（Ziehl-Neelsen 染色）染色反应呈阳性。以后者为确定诊断，与肠结核不同之处在于，不伴有干酪样坏死和肉芽肿。另外，通过黏膜 PCR（polymerase chain reaction）检查的 MAC 的鉴定也被用作诊断的辅助。另一方面，粪便培养的检出率很低，只有 20%。

另外，根据 Sun 等对播散性 MAC 病病例的分析报告，消化道 MAC 病的患病部位有十二指肠（76%）、直肠（24%）、回肠（6%）、结肠（4%），十二指肠压倒性地居多。内镜所见，呈现白色、弥漫性肥厚及表面颗粒状，有时也可发现结节状小隆起、溃疡、红斑。

所谓的白色绒毛表现是其特征，消化道 MAC 病的十二指肠的白色绒毛是由上述吸收了从黏膜固有层至黏膜下层丰富的细菌的泡沫状巨噬细胞引起的。

作为鉴别疾病，还有同样在十二指肠呈现白色绒毛的疾病——粪类圆线虫病、蓝氏贾第鞭毛虫病、Whipple 病、AA 淀粉样变性等。作为鉴别的线索，粪类圆线虫病患者有在冲绳、奄美地区以及南九州的生活经历、HTLV-1（human T-cell leukemia virus type 感染症、合并麻痹性肠梗阻等，蓝氏贾第鞭毛虫病在粪便虫卵检查中的检出率很高。Whipple 病是 HTLV-1 感染症，HLA-B27（human leukocyte antigen B27）阳性者被认为是危险因子，通过电子显微镜和 PCR 检查确定惠氏螺旋体（Tropheryma whipplei）来诊断。AA 淀粉样变性多以风湿性关节炎为首，以慢性炎症性疾病为背景，Congo red 染色反应呈阳性。

不过，十二指肠的白色绒毛有时反映了被肠道吸收的膳食脂肪的转移障碍或延迟，有时也不是病态表现。膳食脂肪摄取量多的情况下，胃动能下降的情况下，从摄取脂肪到内镜检查的时间较短的情况下也可以观察到。

相反，即使是消化道 MAC 病，十二指肠的肉眼所见也很轻微，所以在诊断消化道 MAC 病时，要怀疑是本病，积极进行活检、大便培养检查、特殊染色、结核菌素反应和抗原特异性干扰素 γ 释放试验（interferon γ release assay;IGRA）、黏膜 PCR 检查比什么都重要。

治疗方针

为了预防 MAC 耐药性的产生，基本采用克拉霉素（CAM,800~1,000mg/d）或阿奇霉素（AZM,600mg/d）和乙胺丁醇［EB,15mg/（kg·d）］2 种药物治疗。根据病情加上利福平（RFP）、环丙沙星（CPFX）、阿米卡星（AMK），使用 5 种药物进行治疗。建议至少进行 12 个月的治疗。

大多数播散性 MAC 病都发现是 HIV 感染，但如果先进行针对 HIV 感染症的治疗——ART，有引发激烈的免疫重建综合征的风险，应优先进行 2~3 个月的仅针对 MAC 病的治疗。对于 CD4 值 50/μL 以下，否定活动性 MAC 症的 HIV 感染患者推荐预防感染，通常每周口服 AZM 1,200mg，或连续口服 CAM（800~1,000mg/d）。

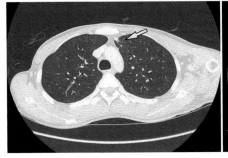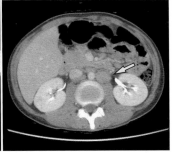

图1 胸腹部CT
a 左侧S5区域可见小结节影（黄箭头）。
b 旁大动脉可见淋巴结肿大（黄箭头）。

通过导入 ART，CD4 值 100 个 /μL 以上持续 3 个月时可以结束预防口服。但是，当 CD4 值再次低于 50 个 /μL 时，恢复预防性口服。另外，需要注意的是，CAM 和 RFP 与作为抗 HIV 药物的蛋白酶抑制剂具有药物相互作用。

如上所述，治疗复杂的情况很多，在治疗消化道 / 播散性 MAC 病时，与感染内科联合是很重要的。

病例

患　者：20 多岁，男性。

主　诉：右视野缺损。

既往史：带状疱疹。

现病历：因右视野缺损，近期眼科诊断为 CMV 视网膜炎。由于血液检查证实 HIV 抗体阳性，被介绍到笔者所在医院感染科接受治疗。

生活经历：20 岁出头有过与不固定的同性发生性行为的经历。

饮酒史：有机会的话会饮酒。吸烟史：无。

现　症 身高 163cm，体重 42.8kg，BMI 16.1kg/m²，体温 36.4℃，血压 103/ 63mmHg，脉搏 103 次 /min，整齐。口腔内咽喉附着白苔，眼睑结膜苍白。胸腹部无异常。龟头背面有多个 1mm 大的圆形发红。确认外痔核。

主要的血液检查 WBC 4,300 / μL（Neutro 69.9%，Lymph 15.2%，Eosino 7.0%，Baso0.2%，Mono7.7%），CD4 阳性细胞 7/ μL，Hb 10.0g/dL，Plt 22.5 × 10⁴/μL，TP 9.3g/dL，Alb 3.8g/dL，BUN 7mg/dL，Cre 0.66mg/dL，Na 137mEq/L，K 3.4mEq/L，Cl 101mEq/L，T-bil 0.7mg/ dL，AST 22U / L，ALT 17U / L，ALP 181U / L，LDH 183U / L，γGTP 38U / L，CRP 0.81mg / dL，HIV-RNA 1.57×10^5copy/ mL，HBs 抗原阴性，HCV 抗体阴性，HTLV-1 抗体阴性，CMV-IgM 0.3COI，CMV-IgG 64COI。

经　过 胸腹部 CT 显示右 S3、左 S5 区域有小结节影及旁大动脉淋巴结肿大（图1），怀疑是播散性 MAC 病。在血液培养、尿液培养、大便培养、胃液培养、髓液培养中检测出 *Mycobacterium avium*。上消化道内镜检查显示，从十二指肠降段到水平部发现白色绒毛，白色的颗粒状黏膜（图2）。进行了病理活检，用 HE 染色，在上皮下发现了无数具有淡嗜酸性细胞质的巨噬细胞，但是没有发现肉芽肿的形成（图3a）。在 PAS 染色中未发现阳性反应（图3b），但在 Ziehl-Neelsen 染色中发现了大量的抗酸菌（图3c）。黏膜 PCR 检查中检测出 *Mycobacterium avium*，诊断为消化道 / 播散性 MAC 病。在使用 CAM、EB、RFP、AMK 等 4 种药物约 2 周后，开始了针对 HIV 感染的 ART 治疗。由于发生了药物性间质性肾炎，中止了针对 MAC 病的抗菌药，但由于发生了被认为是 IRIS 的肠腰肌脓肿，重新开始了 MAC 病的治疗，现在与 ART 治疗一起使用。

结语

消化道 / 播散性 MAC 病大多合并 HIV 感染，其十二指肠病变呈白色绒毛，但也有轻微的。意识到本病并进行积极的检查，与诊断息息相关。

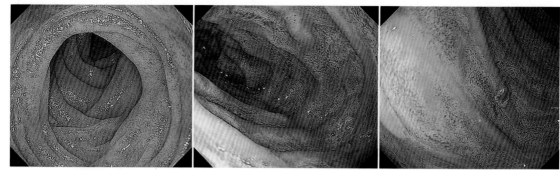

a | b | c **图2** 从十二指肠降段到水平部可见白色绒毛和白色的颗粒状黏膜

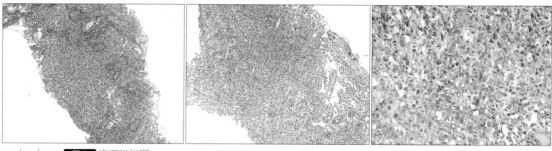

a | b | c **图3** 病理组织图
a HE染色发现，上皮下有无数具有淡嗜酸性细胞质的巨噬细胞，但没有发现肉芽肿的形成。
b PAS染色未发现呈阳性反应的细胞。
c Ziehl–Neelsen染色发现大量抗酸菌。

参考文献

[1] Namkoong H, Kurashima A, Morimoto K, et al. Epidemiology of pulmonary nontuberculous mycobacterial disease, Japan. Emerg Infect Dis 22:1116-1117, 2016.

[2] 青木孝弘. 連載 エイズに見られる感染症と悪性腫瘍(11) ―非結核性抗酸菌症. 化療の領域 30:1656-1662, 2014.

[3] Havlir DV, Schrier RD, Torrani FJ, et al. Effect of potent antiretroviral therapy on immune response to *Mycobacterium avium* in human immunodeficiency virus-infected subjects. J Infect Dis 182:1658-1663, 2000.

[4] Grinsztejn B, Fandinho FC, Veloso VG, et al. Mycobacteremia in patients with the acquired immunodeficiency syndrome. Arch Intern Med 157:2359-2363, 1997.

[5] Yamazaki R, Mori T, Nakazato T, et al. Non-tuberculous mycobacterial infection localized in small intestine developing after allogeneic bone marrow transplantation. Intern Med 49:1191-1193, 2010.

[6] Newport MJ, Huxley CM, Huston S, et al. A mutation in the interferon-gamma-receptor gene and susceptibility to mycobacterial infection. N Engl J Med 335:1941-1949, 1996.

[7] Frucht Dm, Holland SM. Defective monocyte constimulation for IFN-gamma production in familial disseminated *Mycobacterium avium* complex infection：abnormal IL-12 regulation. J Immunol 157:411-416, 1996.

[8] Winthrop KL, Chang E, Yamashita S, et al. Nontuberculous mycobacteria infections and anti-tumor necrosis factor-alpha therapy. Emerg Infect Dis 15:1556-1561, 2009.

[9] Yoo JW, Jo KW, Kang BH, et al. Mycobacterial disease developed during anti-tumour necrosis factor-a therapy. Eur Respir J 44:1289-1295, 2014.

[10]池田圭祐, 岩下明徳, 田邊寛, 他. 組織像でわかる感染性腸炎. 胃と腸 43:1590-1605, 2008.

[11]大楠清文. 消化管における抗酸菌感染症の細菌学的な診断法. 胃と腸 52:191-201, 2017.

[12]Sun HY, Chen MY, Wu MS, et al. Endoscopic appearance of GI mycobacteriosis caused by the *Mycobacterium avium* complex in a patient with AIDS：case report and review. Gastrointest Endosc 61:775-779, 2005.

[13]藤原崇, 門馬久美子, 堀口慎一郎, 他. HIVを背景とした腸管感染症の内視鏡診断. 胃と腸 53:459-473, 2018.

上消化道感染活检的有效性

二村 聪 [1, 2]

萱嶋 善行 [2, 3]

长野 秀纪 [2, 4]

柴田 卫 [3]

木庭 郁朗 [5]

北野 龟三郎 [6]

摘要 ● 消化道是各种感染性疾病的好发部位。在这些原因病原体的检测和鉴定中，活检病理诊断发挥着重要的作用。部分病原体与特定的细胞和组织表现出亲和性，因此推荐对包括上皮和间质构成细胞在内的组织进行活检。通过HE染色的形态学观察，加上特殊染色和免疫组织化学染色的检查，有希望提高诊断的精确度。另外，免疫缺陷患者的炎症反应一般较弱，往往是非典型的，有时也有几种病原体混合感染，因此需要注意病理诊断。根据基础疾病、用药史、出国经历等患者信息和各种检查结果，仔细检查活检组织的话，可以更准确地诊断。

关键词 上消化道 感染性疾病 活检 病理诊断 免疫组织化学染色

[1] 福冈大学医学部病理学讲座　〒814-0180 福冈市城南区七隈 8 丁目 19-1
[2] 福冈大学病院病理诊断科
[3] 同　消化器内科
[4] 同　消化器外科
[5] 山鹿中央病院消化器内科
[6] 北野クリニック

前言

病原体（病原微生物）感染生物体的细胞、组织而引起的疾病称为感染性疾病。通常，感染病灶伴随着炎症，在该部位可观察到循环障碍、渗出、退行性或进展性变化等病理现象。另外，部分病原体对特定的细胞和组织表现出亲和性（向性，tropism）。这些表现和特征不仅是感染性疾病的病理诊断的重要线索，也是确定活检部位的指标和标记。

基于这一点，本文阐述了上消化道感染中活检的有效性和局限性。

活检有助于诊断的上消化道感染

活检组织中可以确认的病原体在**表 1**中列举。从病理形态学上看，有时能看到病原体本身，有时能看到病原体感染细胞的形态变化［包涵体等细胞内变性像（cytopathic effects）］。前者包括细菌、真菌、原虫、寄生虫（线虫），后者包括病毒（**图 1**）。

适合诊断的组织的采集部位、采集量

一般来说，适合感染性疾病活检诊断的组织标本是具有强烈炎症反应（inflammatory response）的组织。因此，发红、肿胀明显的区

表1 活检可诊断的上消化道感染的病原体

细菌	原虫
Helicobacter pylori	*Giardia lamblia*
Treponema pallidum	*Isospora belli*
Acid-fast bacillus（*Mycobacterium tuberculosis* non-tuberculous mycobacteria）	线虫
真菌	*Anisakis* Type I（*Anisakis simplex*）
Candida albicans	*Strongyloides stercoralis*
Mucormycosis（zygomycosis）	病毒
	Cytomegalovirus
	Herpes simplex virus

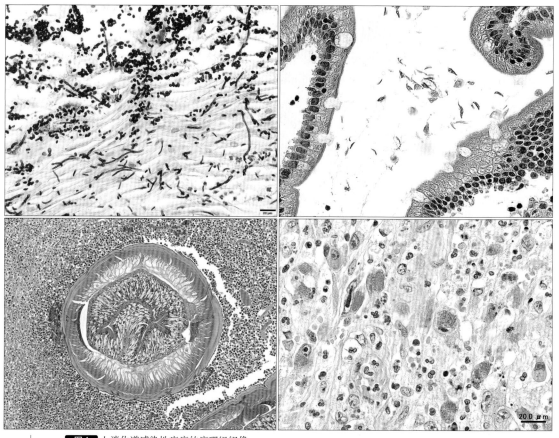

a	b
c	d

图1 上消化道感染性疾病的病理组织像

a 念珠菌食管炎（PAS染色）。在脱落的多层扁平上皮内发现了小圆形的孢子（上）和肠梗死状的假性菌丝（下）。均因PAS反应阳性，被染成紫红色。

b 十二指肠蓝氏贾第鞭毛虫病。绒毛表面发现西洋梨形的营养型虫体。

c 胃异尖线虫病。异尖线虫幼虫（环状截面）周围可见嗜酸性粒细胞丰富的炎症细胞浸润。虫体的3点和9点方向可以看到双叶状的侧索。

d CMV感染引起的胃溃疡［艾滋病（acquired immunodeficiency syndrome）病例］。溃疡底部组织的间质细胞的细胞核和细胞质内形成清晰的包涵体。

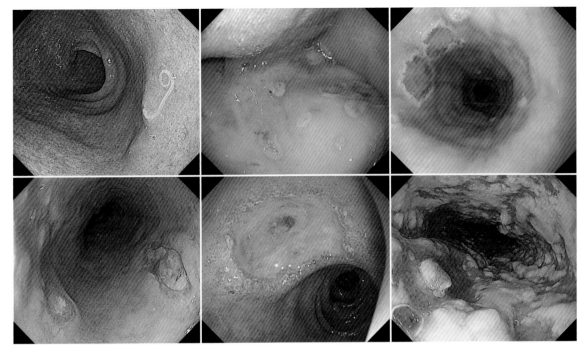

a	b	c
d	e	f

图2 上消化道感染性疾病的内镜图像

a 胃异尖线虫病。胃黏膜上发现一只虫体，穿入部发红明显。

b 咽部单纯疱疹病毒感染（结节性淋巴瘤化疗后）。伴有腭黏膜混浊的白色边缘隆起的小圆形溃疡多发。

c 食管单纯疱疹病毒感染（Lupus肾炎治疗中）。发现伴有白色边缘的浅圆形溃疡（共2个）。其周围可见小圆形溃疡（卫星病变）。

d 食管CMV感染（结节性淋巴瘤化疗中）。发现边界鲜明的穿凿性溃疡。

e 十二指肠CMV感染（肾小球肾炎治疗中）。发现边界鲜明的穿凿性溃疡。

f 食道念珠菌感染（AIDS病例）。黄白色调的厚苔状附着物一边融合扩大一边覆盖着黏膜。

域和包含肉芽组织的溃疡底部比较适合（**图2**）。另外，与上皮和间质构成细胞亲和性（向性）强的病原体的病理诊断需要针对该部位进行组织采集。

例如，巨细胞病毒（cytomegalovirus，CMV）与间质构成细胞(血管内皮、纤维芽细胞、平滑肌纤维)的亲和性强，其病理诊断最好是针对溃疡底部的活检（**图3a**）。另外，对于梅毒疑似病例，溃疡周围黏膜和明显发红的黏膜的活检对病理诊断是有用的（**图3b**）。

另一方面，单纯疱疹病毒与扁平上皮的亲和性很强，最重要的是瞄准溃疡边缘的上皮，而不是间质丰富的溃疡底部（**图3c**）。口腔和中、下咽黏膜也有形成病变的情况，该部位的活检对诊断有用。

此外，念珠菌可通过采集含有黄色的酥皮样附着物的组织来确诊。另外，渗出物和坏死物是检测结核菌的重要手段，因此最好积极采集。

另外，采集量越多越适合病理诊断。

特殊染色的有效性

根据化学反应对组织切片进行染色的手法，也就是特殊染色，对于感染性疾病的病理诊断是必要且有用的。其中，PAS（Periodic acid-Schiff）染色和Grocott（Gomori's methenamine silver-nitrate）染色在真菌的鉴别上有优势，Ziehl-Neelsen染色在抗酸菌的鉴别上有优势。另外，迄今为止广泛用于梅毒螺旋体鉴定的Warthin-Starry染色很难设定反应温度等最佳条件，如果间质组织或细胞边缘被过度染色，很容易与梅毒螺旋体混淆，染色的判定和再现性会出现问题。因此，后述的免疫组织化学染色在梅毒

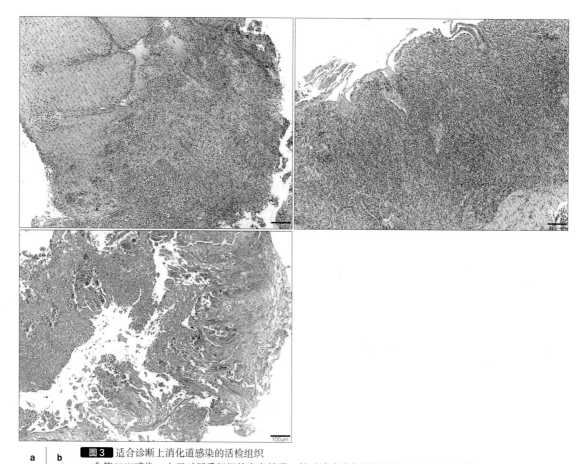

a	b
c	

图3 适合诊断上消化道感染的活检组织

a 食管CMV感染。由于对间质组织的亲和性强，针对溃疡底部进行活检有助于病理诊断。

b 胃梅毒。如果针对炎症反应强烈的部分进行活检，就可以确认梅毒特异性的病理组织学所见。

c 食管单纯疱疹病毒感染。由于对上皮细胞的亲和性很强，所以针对包含上皮细胞的组织进行活检是很重要的。

螺旋体的检测上非常出色，现在已成为主流。

免疫组织化学染色的有效性

免疫组织化学染色（免疫染色）在检测出 HE 染色中无法辨认的病原体（例如梅毒螺旋体）方面非常有优势（**图4a**）。并且，对 CMV 和单纯疱疹病毒感染细胞的识别和确定是必要的（**图4b、c**）。另外，虽然市面上的抗体无法区分（typing）单纯疱疹病毒的Ⅰ型和Ⅱ型，但对日常的病理诊断没有太大的障碍。

深切标本制作的实用性

临床上怀疑的病原体有时在最初制作的活检组织内找不到。在这种情况下，可以考虑对组织切片进行深切再检查。在全身状态恶化无法再次进行活检的情况下有尝试的价值。

活检诊断的局限和注意点

只有确切地采集到病变部组织（原因病原体感染的组织），才能做出正确的诊断。临床医生和病理学医生都需要认识到活检诊断只是"点的诊断法"，在此基础上进行活检诊断。另外，Whipple 病可以根据其特异性的病理组织像来怀疑该疾病，但是为了证明菌体（诊断的确定），必须使用电子显微镜检查活检组织。

也 会 存 在 高 度 免 疫 缺 陷 宿 主

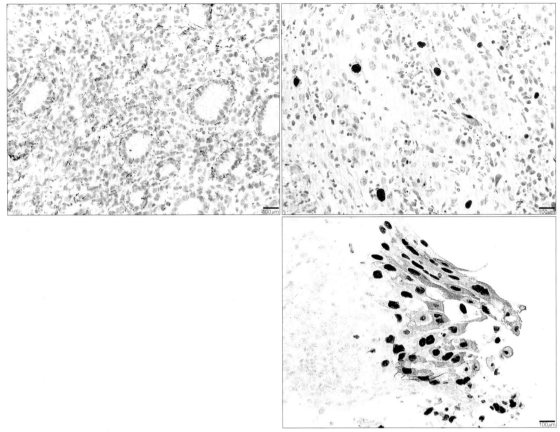

图 4 使用免疫组织化学染色的感染性疾病的诊断
 a 胃梅毒。在腺窝周围和黏膜固有层的炎症细胞之间可以看到无数的菌体（褐色的微细结构物）。
 b 食管CMV感染。与间质大型细胞的核内包涵体一致的病毒抗原局部存在。上皮细胞未见阳性像。
 c 食管单纯疱疹病毒感染。与上皮细胞的核内包涵体一致的病毒抗原局部存在。

（immunocompromised host）感染不同种类的病原体（混合感染）的情况，需要注意。也就是说，病灶内的病原体不一定是一种。因此，在对病灶的中心和周围进行活检的同时，HIV（human immunodeficiency virus）感染、免疫抑制药和抗肿瘤药的使用、透析、成人 T 细胞白血病 / 淋巴瘤的有无等作为诊断的关键的临床信息不遗漏地提供给病理学医生是理想的做法。另外，对于一些感染性疾病（例如粪类圆线虫病和梅毒），询问出生地和感染线索是诊断的有力提示，所以病理学医生也应该积极参考临床信息。这种临床医生和病理学医生的紧密合作将有助于正确诊断消化道感染性疾病。

结语

　　从病理学医生的立场，阐述了上消化道感染的活检的有效性、局限性和注意点。最近，由于种种原因，检查免疫缺陷疾病患者和服用多剂药物的高龄患者的活检组织的机会越来越多。

　　根据活检时间的不同，有时不能得到特征性的结果，有时也能观察到多个病像。基于炎症反应的种类、程度等患者的免疫状态，更细致的病理学检查和关键的临床信息的查询是消化道感染性疾病的活检诊断的基本流程。

参考文献

[1] Iwasaki T. Alimentary tract lesions in cytomegalovirus infection. Acta Pathol Jpn 37:549-565, 1987.

[2] 二村聡, 山田梢, 中村守. 感染性食道炎の病理形態学的特徴—127例の病理学的検討結果から. 胃と腸 46:1167-1177, 2011.

[3] Nimura S, Ishibashi H, Kayashima Y, et al. Pathology of infectious esophagitis：a histopathologic study of 157 cases. 福岡大医紀 44:59-68, 2017.

[4] 山田義也, 榊信廣, 門馬久美子, 他. HIV感染者に見られる上部消化管病変. 病理と臨 12:631-637, 1994.

[5] 小林広幸, 渕上忠彦, 岩下明德, 他. 梅毒性胃腸炎—その疾患概念の実証. 胃と腸 26:802-807, 1991.

[6] 小林広幸, 渕上忠彦, 福島範子, 他. 胃梅毒の2例—第2期梅毒性皮疹との形態学的類似性について. 胃と腸 26:545-551, 1991.

[7] Tse JY, Chan MP, Ferry JA, et al. Syphilis of the aerodigestive tract. Am J Surg Pathol 42:472-478, 2018.

[8] 伊藤透. ヘルペス食道炎—30例についての免疫組織学的研究. 金沢医大誌 11:69-83, 1986.

[9] Nash G, Ross JS. Herpetic esophagitis. A common cause of esophageal ulceration. Hum Pathol 5:339-345, 1974.

Summary

Pathologic Diagnosis of Infectious Diseases of Upper Gastrointestinal Tract：Usefulness of Biopsy

Satoshi Nimura[1, 2], Yoshiyuki Kayashima[2, 3],
Hideki Nagano[2, 4], Mamoru Shibata[3],
Ikuro Koba[5], Kamesaburo Kitano[6]

The gastrointestinal tract is a major target organ of infectious disease. Biopsy plays a key role in determining the infectious agents. Some infectious agents show tissue tropism in epithelial cells and/or mesenchymal cells. Therefore, sufficient tissue should be removed for histopathological examination. A systematic diagnostic approach (e.g., special and immunohistochemical staining methods) should lead to accurate diagnosis. In severely immunodeficient patients (e.g., patients with AIDS or patients undergoing immunosuppressive therapy or chemotherapy), inflammatory patterns are usually atypical and unreliable, and they are consistent with the pauci-inflammatory pattern. Additionally, the possibility of coexisting infections should always be considered. A more thorough patient history (e.g., including their birthplace, recent travels, underlying disease, and medication) and further laboratory data should lead to a better understanding of such cases.

[1]Department of Pathology, Faculty of Medicine, Fukuoka University, Fukuoka, Japan.

[2]Department of Pathology, Fukuoka University Hospital, Fukuoka, Japan.

[3]Department of Gastroenterology and Medicine, Fukuoka University Hospital, Fukuoka, Japan.

[4]Department of Surgery, Fukuoka University Hospital, Fukuoka, Japan.

[5]Gastroenterology and Medicine, Yamaga Chuo Hospital, Kumamoto, Japan.

[6]Gastroenterology and Medicine, Kitano Clinic, Fukuoka, Japan.

札记

咽部、食管的 HPV 感染与癌

佐佐木 健[1]
大堀 纯一郎[2]
佐佐木 文乡[3]
宫下 圭一[2]
尾本 至[1]
野田 昌宏
内门 泰斗
夏越 祥次

摘要● 头颈部癌的主要危险因素一直以来都认为是饮酒和吸烟，但近年来，人乳头瘤病毒（HPV）的持续感染与头颈部癌，特别是中咽癌密切相关的事实被证实，因而备受关注。头颈部癌中的 HPV 阳性率呈逐年增加趋势，认为由 HPV 引起的癌基因高表达导致的癌抑制基因 p53 及 Rb 的失活性与癌变有关。HPV 阳性的中咽癌与 HPV 阴性中咽癌相比，具有年轻、饮酒、吸烟史少、重复癌合并少、预后良好等临床特征，需要根据有无 HPV 感染采取新的治疗策略。

关键词 人乳头瘤病毒（HPV） 头颈部癌 咽癌 食管癌

[1] 鹿児島大学大学院医歯学総合研究科消化器・乳腺甲状腺外科学
〒890-854 鹿児島市桜ヶ丘 8 丁目 35-1 E-mail : k-sasaki@m.kufm.kagoshima-u.ac.jp
[2] 同 耳鼻咽喉科・頭頸部外科学
[3] 同 消化器疾患・生活習慣病学

前言

头颈部癌的主要危险因素一直以来都认为是饮酒和吸烟，但近年来，人乳头瘤病毒（human papillomavirus，HPV）与头颈部癌，特别是中咽癌相关的事实被证实而备受关注。原因是性行为引起的 HPV 感染，头颈部癌的 HPV 阳性率呈逐年增加的趋势。HPV 感染阳性的头颈部癌具有临床影像、治疗敏感性等各种特征。本文将概述 HPV 感染与咽喉、食管肿瘤的关系。

HPV

HPV 于 1949 年首次通过电子显微镜在皮肤的蚁冢状疣上发现，据报告至今已有 180 种以上。它是以约 8,000 个碱基对的环状双链 DNA 为基因组，正二十面体的具有衣壳的小型 DNA 病毒。有调节病毒基因表达的长控制区（long control region）区域和编码蛋白质的 ORF（open reading frame）区域，ORF 区域由负责编码适合病毒生活环境的细胞内环境的蛋白质的 6 个早期基因（E1、E2、E4、E5、E6、E7）和负责编码衣壳蛋白的晚期基因（L1、L2）组成。感染表皮或黏膜的多层扁平上皮组织，在基底细胞中形成持续感染。

HPV 的检测法有检测 E6 / E7 mRNA 的 RTPCR（reverse transcription polymerase chain reaction）法、检测 HPV-DNA 的 PCR（polymerase chain reaction）法和 ISH（in situ hybridization）法。另外，也有通过免疫染色（**图1**）检测 p16 蛋白来间接证明 HPV 感染的方法。

HPV 与致癌

HPV 在流行病学上大致分为与良性病变形成相关的低风险型和与恶性病变形成相关的高

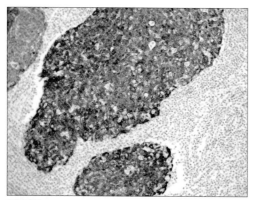

图1 p16的免疫染色像（×200）

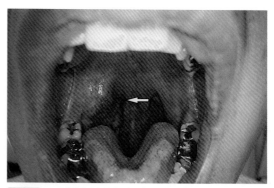

图2 HPV感染阳性的中咽喉侧壁癌（黄箭头）

风 险 型，HPV16、18、31、33、35 等 被 认 为是高风险型 HPV。基因组的早期基因 *E6*、*E7* 被认为是癌基因，但要致癌，需要基底细胞中 *E6*、*E7* 的高表达。分别促进癌抑制基因 *p53* 和 *Rb* 的蛋白分解，使其功能失活，从而致癌，Rb 蛋白的失活也促进了与抑制细胞周期相关的细胞周期素依赖性激酶抑制剂 p16 的过度表达。

HPV和头颈部癌

众所周知，饮酒和吸烟是头颈部癌的危险因素，但其中约 30% 与 HPV 感染有关，特别是中咽癌，其中侧壁（腭扁桃体）、前壁（舌根）好发（**图2**）。后壁的观察比较容易，但前壁由于是切线方向，所以需要细心观察，以免遗漏病变。中咽癌的 50%~70% 是由 HPV 感染引起的，甚至其中约 90% 是由 HPV16 感染引起的，特异性很高。

好发于中咽部扁桃体、舌根的原因尚不明确，但由于扁桃体是淋巴组织，具有广泛的单层黏膜上皮、有隐窝构造，因此容易 HPV 感染，可能有一定的关联性。

与 HPV 感染相关的中咽癌的其他特征包括：年轻人、饮酒吸烟史少、重复癌合并少、低分化型扁平上皮癌多、性活动（sexual activity）和发病率相关，与 HPV 阴性群相比预后良好，*p53* 基因是野生型等。

HPV和下咽癌

根据在 2019 年 Gotz 等发表的汇总分析，下咽癌的 HPV 感染率为 0~82%（中值 16%），不像中咽癌的感染率那么高。有报告称，下咽喉中梨状窝的感染率高，HPV 阳性群比 HPV 阴性群预后良好。另一方面，也有报告指出有无 HPV 感染与预后无关。HPV 感染是否与下咽癌的癌变有关还不清楚。

HPV和食管肿瘤

关于食管乳头状瘤，1982 年，Syrjänen 等在食管乳头状瘤的活检组织内通过荧光抗体间接法确认到了 HPV 抗体。因此，HPV 感染与食管乳头状瘤的关系一直被讨论，但到目前为止，还没有证明与此相关的报告，目前主要认为是由伴随食管裂孔疝的逆流性食管炎引起的慢性刺激为病因。

关于食管癌，在 2013 年 Yong 等和 2016 年 Wang 等发表的汇总分析中，分别报告了 HPV 16 感染与食管扁平上皮癌，以及 HPV 16 / 18 感染与食管扁平上皮癌相关。不过，食管扁平上皮癌的发生与饮酒、吸烟、环境因素等多种因素有关，因此 HPV 感染是否与致癌有关尚不明确，还有很多未解决的问题。

结语

概述了 HPV 感染相关的咽喉、食管肿瘤。特别是中咽癌，有无 HPV 感染，对流行病学、临床影像、治疗的敏感性不同，今后有可能根据有无 HPV 感染，进行治疗方法的个体化。为了确立 HPV 感染相关的中咽癌的治疗方法，目前正在进行几项临床试验，其结果有待确认。

参考文献

[1] Maruyama H, Yasui T, Ishikawa-Fujiwara T, et al. Human papillomavirus and p53 mutations in head and neck squamous cell carcinoma among Japanese population. Cancer Sci 105：409-417, 2014.

[2] 中原知美, 清野透. HPVゲノム複製の制御機構と発がん. ウイルス 64：57-66, 2014.

[3] 山下拓. 頭頸部癌とヒト乳頭腫ウイルス. 北里医 46：81-91, 2016.

[4] Chung CH, Gillison ML. Human papillomavirus in head and neck cancer：its role in pathogenesis and clinical implications. Clin Cancer Res 15：6758-6762, 2009.

[5] Nevins JR. The Rb/E2F pathway and cancer. Hum Mol Genet 10：699-703, 2001.

[6] 川田研郎, 岡田卓也, 杉本太郎, 他. 上部消化管用経鼻内視鏡による中咽頭反転法の有用性. 日気管食道会報 64：265-270, 2013.

[7] Hama T, Tokumaru Y, Fujii M, et al. Prevalence of human papillomavirus in oropharyngeal cancer：a multicenter study in Japan. Oncology 87：173-182, 2014.

[8] 德丸裕, 藤井正人, 家根旦有, 他. 中咽頭癌におけるヒト乳頭腫ウイルスの関与に関する多施設共同研究. 頭頸部癌 37：398-404, 2011.

[9] Franceschi S, Muñoz N, Snijders PJ. How strong and how wide is the link between HPV and oropharyngeal cancer? Lancet 356：871-872, 2000.

[10] Klussmann JP, Weissenborn SJ, Wieland U, et al. Prevalence, distribution, and viral load of human papillomavirus 16 DNA in tonsillar carcinomas. Cancer 92：2875-2884, 2001.

[11] Mizumachi T, Kano S, Sakashita T, et al. Improved survival of Japanese patients with human papillomavirus-positive oropharyngeal squamous cell carcinoma. Int J Clin Oncol 18：824-828, 2013.

[12] Yasui T, Morii E, Yamamoto Y, et al. Human papillomavirus and cystic node metastasis in oropharyngeal cancer and cancer of unknown primary origin. PLoS One 9：e95364, 2014.

[13] Götz C, Bischof C, Wolff KD, et al. Detection of HPV infection in head and neck cancers：Promise and pitfalls in the last ten years：A meta-analysis. Mol Clin Oncol 10：17-28, 2019.

[14] Joo YH, Lee YS, Cho KJ, et al. Characteristics and prognostic implications of high-risk HPV-associated hypopharyngeal cancers. PLoS One 8：e78718, 2013.

[15] Ernoux-Neufcoeur P, Arafa M, Decaestecker C, et al. Combined analysis of HPV DNA, p16, p21 and p53 to predict prognosis in patients with stage IV hypopharyngeal carcinoma. J Cancer Res Clin Oncol 137：173-181, 2011.

[16] Syrjänen K, Pyrhönen S, Aukee S, et al. Squamous cell papilloma of the esophagus：a tumour probably caused by human papilloma virus（HPV）. Diagn Histopathol 5：291-296, 1982.

[17] Yong F, Xudong N, Lijie T. Human papillomavirus types 16 and 18 in esophagus squamous cell carcinoma：a meta-analysis. Ann Epidemiol 23：726-734, 2013.

[18] Wang J, Zhao L, Yan H, et al. A meta-analysis and systematic review on the association between human papillomavirus（types 16 and 18）infection and esophageal cancer worldwide. PLoS One 11：e159140, 2016.

Summary

Human Papillomavirus Infection in Pharyngeal and Esophageal Cancer

Ken Sasaki[1], Junichiro Ohori[2],
Fumisato Sasaki[3], Keiichi Miyashita[2],
Itaru Omoto[1], Masahiro Noda,
Yasuto Uchikado, Shoji Natsugoe

Conventionally, alcohol consumption and smoking are the main risk factors for head and neck cancers. HPV（human papillomavirus）has also been established as a cause of head and neck cancers, particularly oropharyngeal cancer. Recently, the incidence rate of HPV-positive head and neck cancers is rising rapidly. Oncogenes derived from HPV are known to inactivate the major tumor suppressors, p53 and pRB. Additionally, the epidemiologic and biological features between HPV-positive and HPV-negative oropharyngeal cancer differ completely. Therefore, novel treatment strategies for head and neck cancers should be designed according to their HPV-positive and HPV-negative statuses.

[1] Department of Digestive Surgery, Breast and Thyroid Surgery, Graduate School of Medical and Dental Sciences, Kagoshima University, Kagoshima, Japan.

[2] Department of Otolaryngology, Head and Neck Surgery, Graduate School of Medical and Dental Sciences, Kagoshima University, Kagoshima, Japan.

[3] Department of Digestive and Lifestyle Diseases, Graduate School of Medical and Dental Sciences, Kagoshima University, Kagoshima, Japan.

胃的 Epstein-Barr 病毒感染和癌

海崎 泰治[1]

摘要●EBV是属于疱疹病毒科的双链DNA病毒，成人大部分潜伏感染，与多种恶性肿瘤的发生有关。在胃部形成肿瘤的有EBV相关胃癌和恶性淋巴瘤中的EBV阳性弥漫性大B细胞淋巴瘤，非特异性、结外NK/ T细胞淋巴瘤，鼻型、慢性活动性EBV相关淋巴增生病变，免疫缺陷相关淋巴增生异常症等。EBV相关胃癌具有淋巴细胞浸润癌的特殊组织像，反映良好的预后。EBV相关的恶性淋巴瘤，大部分是在免疫缺陷状态下发生的，肉眼形态和病理组织学的观察也是非典型的居多，诊断困难的比较多，因此有必要掌握病理。

关键词　Epstein-Barr 病毒（EBV）　潜伏感染　胃癌　恶性淋巴瘤　免疫缺陷状态

[1] 福井县立病院病理诊断科　〒910-8526 福井市四ツ井 2 丁目 8-1
　　E-mail : y-kaizaki_4a@pref.fukui.lg.jp

前言

Epstein-Barr 病毒（EBV）是在 Burkitt 淋巴瘤细胞株中发现的属于疱疹病毒科的双链DNA病毒。该病毒已被确认为传染性单核症的致病病毒，有报告称其与急性、慢性感染、免疫缺陷病、恶性肿瘤等有关。特别是恶性肿瘤，除 Burkitt 淋巴瘤外，还与上咽癌、胃癌、胸腺癌、Hodgkin 淋巴瘤、移植后淋巴增殖异常症、T/NK 细胞淋巴瘤、HIV（human immunodeficiency virus）相关淋巴等有关联，根据地区、人种的不同，感染率也不同。

众所周知，胃肿瘤和 EBV 的关系是，胃癌整体的不到 10% 是 EBV 相关胃癌。除此之外，有时还会经历 EBV 相关恶性淋巴瘤的病例，考虑为在老年人和免疫缺陷状态等特殊情况下发病。

这次就胃中可能发生的 EBV 相关肿瘤，对其发病机制和临床病理学特征进行概述。

EBV的感染机制

EBV 主要通过唾液的非显性感染和传染性单核症等显性感染后，主要在末梢血记忆 B 细胞内感染。EBV 主要采用潜伏感染方式，抑制可能成为宿主免疫目标的抗原性高的自身基因的表达，只表达维持自身基因组所需的最低限度的基因，与宿主细胞的细胞分裂同步进行病毒的复制。感染记忆 B 细胞通过血液在体内循环，在扁桃体内受到抗原的刺激，罕见地再次活化并分化成浆细胞，大量的病毒粒子被释放到口腔内唾液中（溶解感染）。因此，感染者的唾液中经常存在少量的 EBV，成为传染源。

EBV 在潜伏感染状态下，使宿主细胞 B 细

表1 EBV不同潜伏感染方式的相关肿瘤和潜伏感染基因的表达

	EBER	BARTs	LMP2	LMP1	EBNA3a	EBNA2	EBNA1	EBV相关肿瘤
潜伏感染0型	+	±					−	健康人载体、记忆B细胞
潜伏感染Ⅰ型	+	+	−	−	−	−	+	Burkitt淋巴瘤、胃癌
潜伏感染Ⅱ型	+	+	+	+	+	−	+	Hodgkin淋巴瘤、上咽癌、T / NK细胞淋巴瘤
潜伏感染Ⅲ型	+	+	+	+	+	+	+	免疫缺陷相关淋巴增生异常症

胞不凋亡（性状转换），促进进一步增殖。EBV潜伏感染根据病毒基因及相关蛋白表达模式分为0~Ⅲ型4种类型（**表1**），根据不同的时间，为了逃避细胞杀伤性T淋巴细胞（cytotoxic tlymphocyte, CTL）的攻击而转移潜伏感染状态。与Ⅰ型相比，Ⅲ型EBV感染细胞的潜伏感染基因较多，所以性状转换能力高，同时免疫原性也高，在正常人中被CTL排除。

EBV与肿瘤的发生

EBV的主要感染目标细胞为末梢血B细胞，但也会感染T细胞、NK细胞及上皮细胞，与各种细胞增殖的恶性肿瘤有关。

通过EBV特异性CTL监测这些感染细胞的异常增殖和EBV再次活化。但是，当宿主因器官移植、药物或HIV感染等原因导致免疫异常时，EBV再次活化、感染细胞的异常增殖被诱发，Ⅱ型或Ⅲ型潜伏感染方式的EBV感染细胞的增殖被允许，经过多克隆的淋巴增殖性疾病的状态，一部分随着明显的基因异常的积累而转变为单克隆的淋巴瘤。

另一方面，关于Ⅰ型潜伏感染方式的肿瘤（胃癌、Burkitt淋巴瘤等），感染细胞本来可以通过快速的CTL进行排除。但是，Burkitt淋巴瘤会被疟疾和绿珊瑚等，上咽癌会被咸鱼、胃癌会被幽门螺杆菌（Helicobacter pylori）等辅因子（cofactor）影响造成免疫机制紊乱，促进感染细胞的肿瘤化。

EBV的检测法

对组织中的EBV进行确认时，需要进行EBER-ISH（EBV- encodedRNA的 in situ hybridization）。EBER是不具有约170个碱基的Poly A的非编码RNA，由于在核内大量存在（107拷贝/细胞），因此是灵敏度最高的识别法。虽然有时会使用表示EBV感染的蛋白质，如LMP1和EBNA2等免疫染色，但这些仅在Ⅱ型、Ⅲ型潜伏感染方式中呈阳性，并不是在所有的EBV感染细胞中都能发现，由于免疫染色，灵敏度有较差的倾向，不能用于EBV的鉴定。

EBV相关胃癌

1. 概念与流行病学

显示髓样发育，病理组织像显示肿瘤内外淋巴细胞高度浸润的胃淋巴细胞浸润癌检索中发现的EBV相关胃癌，不仅是淋巴细胞浸润癌，在其他组织类型中也有一定的比例。最近，以多数胃癌病例为对象的全面的基因分析结果显示，从分子生物学的观点来看，这是一个特征性的群体，这一见解暗示了今后也有可能与药物治疗直接相关。

潜伏感染方式为Ⅰ型，与宿主的免疫缺陷状态无关。EBV相关胃癌与非相关胃癌相比，淋巴结转移的概率较低，预后良好。

2. 临床观察、病理组织学观察

明显以男性为主，患病年龄在60岁出头，比普通胃癌有稍微年轻的倾向。其特征是发生部位多在胃的近端。多发病例多，不仅是同时多发病例，EBV相关胃癌切除后残胃发病的病例也较多。

在早期胃癌的内镜观察中，主要以0-Ⅱc型为主的凹陷型居多。病变整体或凹陷内部

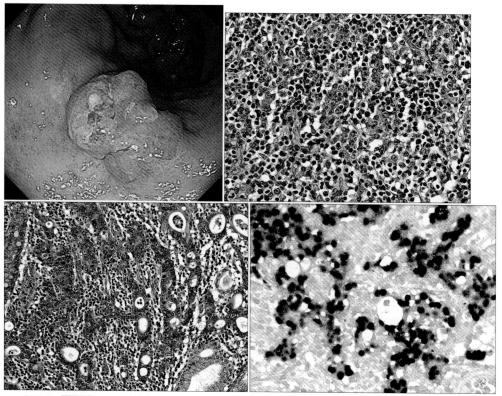

a	b
c	d

图1 EBV相关胃癌

a 内镜所见。胃体上部后壁有明显发红的柔软的隆起性病变。后壁侧具有SMT样的轮廓。

b HE染色像。黏膜下层的肿瘤在肿瘤内外淋巴球呈现高度的carcinoma with lymphoid stroma所见。

c HE染色像。黏膜内显示中分化型管状腺癌内淋巴球浸润混合的lace pattern。

d EBER-ISH染色像。几乎所有的肿瘤细胞都呈阳性。

发现具有伴随黏膜下层浸润的黏膜下肿瘤（submucosal tumor，SMT）样的柔软的隆起（**图1a**）。在进展癌中，边缘被正常黏膜覆盖的SMT样形态的2型情况较多。

多数EBV相关胃癌，在病理组织学上黏膜下层深部的癌细胞呈小细胞巢状、蜂窝状或充实性增生，肿瘤内外呈现伴随高度的淋巴结浸润的髓样发育的淋巴细胞浸润癌的病理组织像（**图1b**）。虽然也有淋巴细胞浸润较弱、未呈现伴有纤维性间质的典型淋巴细胞浸润癌表现的病例，但在这种情况下也可发现肿瘤细胞巢内有淋巴细胞浸润。黏膜内病变呈中分化型管状腺癌的病理组织像，显示混合淋巴细胞浸润的花边图案（lace pattern）（**图1c**）。在隆起型形态的肿瘤中，有时也会形成乳头状增生明显的肿瘤。EBER-ISH检查发现，所有的肿瘤细胞都呈阳性，周围的淋巴细胞未发现阳性像（**图1d**）。

EBV相关淋巴瘤

在胃中发生的肿瘤以下4种组织型居多（**表2**）。除结外NK/T细胞淋巴瘤、鼻型外，均相当于免疫缺陷（低下）状态下发生的淋巴瘤。

1. EBV阳性弥漫性大B细胞淋巴瘤，非特定型（EBV positive diffuse large B-cell lymphoma, not other specified，EBV positive DLBCL, NOS）

（1）概念与流行病学

以前被称为增龄性EBV相关B细胞淋巴增生异常症（age-related EBV-associated B-cell lymphoproliferative disorders），主要是由于老年人的增龄性免疫低下，以EBV感染为契机，

B细胞淋巴瘤	
Burkitt淋巴瘤	Burkitt's lymphoma
淋巴瘤样肉芽肿	lymphomatoid granulomatosis
脓胸相关淋巴瘤	pyothorax-associated lymphoma
浆母细胞淋巴瘤	plasmablastic lymphoma
EBV阳性弥漫性大B细胞淋巴瘤,非特定型	EBV-positive diffuse large B-cell lymphoma, not other specified
免疫缺陷相关淋巴增生异常症	immunodeficiency-associated lymphoproliferative disorders
T细胞及NK细胞淋巴瘤	
结外NK/T细胞淋巴瘤、鼻型	extranodal NK/T-cell lymphoma, nasal type
侵袭性NK细胞白血病	aggressive NK-cell leukemia
末梢T细胞淋巴瘤,非特异型	peripheral T-cell lymphoma, not otherwise specified
慢性活动性EBV相关淋巴增生症	chronic active EBV-associated lymphoproliferative disorders
免疫缺陷相关淋巴增生异常症	immunodeficiency-associated lymphoproliferative disorders
Hodgkin淋巴瘤	
混合细胞型经典型Hodgkin淋巴瘤	mixed cellularity classical Hodgkin's lymphoma
淋巴细胞耗竭型经典型Hodgkin淋巴瘤	lymphocyte-depleted classical Hodgkin's lymphoma

蓝字为日本几乎没有消化道发生病例的疾病。

B细胞肿瘤化的疾病。老年人的发病例中淋巴结外病变的发病率较高(约70%)。在亚洲的胃DLBCL中,EBV相关肿瘤所占的比例为,无免疫缺陷等既往病史的占6%~22%。近年来在欧美也确认了其存在,但仅占DLBCL整体的5%以下。

潜伏感染方式相当于Ⅱ型或Ⅲ型。与EBV阴性DLBCL病例相比预后不良,在胃中发生的EBV阳性DLBCL也显示预后不良。

(2)临床观察、病理组织学观察

无性别差异,患者年龄为50~92岁(中位数71岁),属于高龄。在肉眼可见的3例中,由溃疡型、结节隆起多发、溃疡型及溃疡型的肿瘤多发构成,无法得出特征性的结论(**图2a、b**)。

组织学所见范围广泛,从反应性类似到明显的恶性淋巴瘤,可大致分为多态亚型(polymorphous subtype)和大细胞淋巴瘤亚型(large cell lymphoma subtype)。前者表现出比较缓慢的过程,而后者往往具有治疗抵抗性,预后不良。经常能观察到高度的坏死病灶、反应性丰富多彩的细胞构成、Reed-Sternberg细胞样巨细胞、血管中心性增殖像(**图2c~e**)。免疫组织化学方面,CD20、CD79a等B细胞标

记阳性,MUM1阳性的activated B细胞型较多。

2. 结外NK/T细胞淋巴瘤,鼻型(extranodal NK/T-cell lymphoma, nasal type; ENKTL-N)

(1)概念与流行病学

ENKTL-N是以鼻黏膜和鼻窦为中心的面部正中部发病的坏死性强的肿瘤。基本上是结外病变,鼻腔、鼻窦以外的呼吸道、皮肤、消化道等全身都有可能发病。ENKTL-N在鼻腔、鼻窦以外发生的肿瘤中,侵犯消化道的概率为19%。另一方面,据报告,发生在消化道的ENKTL-N中,胃部发生的病例占6%。

东亚多发的类型,潜伏感染方式为Ⅱ型。以前预后不良,通过配合放疗预后有所改善。但是,鼻腔以外发生的肿瘤仍然预后不良。

(2)临床观察、病理组织学观察

多发于男性,患者年龄为44~54岁,以年轻人居多。肉眼观察反映了肿瘤细胞的血管中心性发育,特征是肿瘤中心部位覆盖着黄色的厚的坏死物。

病理组织学显示,肿瘤呈血管中心性浸润,伴有壁破坏像。因此,伴随着血管的纤维状变性、灌注区域的广泛坏死。肿瘤细胞多种多样,有小型的、中型的、大型的,甚至未分化的大

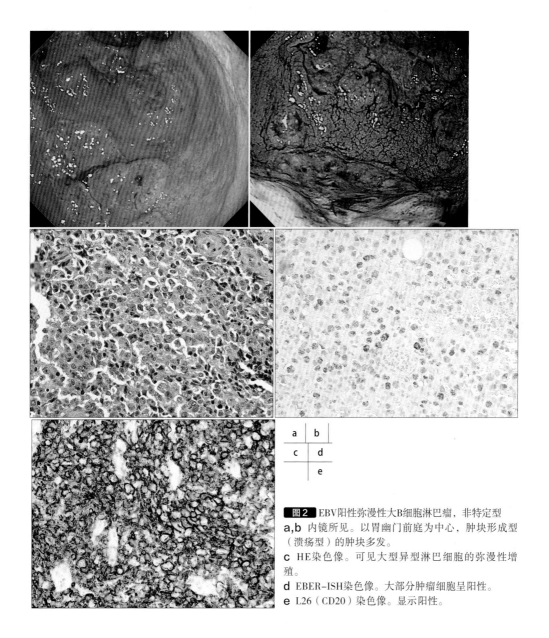

a	b
c	d
	e

图2 EBV阳性弥漫性大B细胞淋巴瘤，非特定型
a,b 内镜所见。以胃幽门前庭为中心，肿块形成型（溃疡型）的肿块多发。
c HE染色像。可见大型异型淋巴细胞的弥漫性增殖。
d EBER-ISH染色像。大部分肿瘤细胞呈阳性。
e L26（CD20）染色像。显示阳性。

细胞型，也有它们混合在一起的。在免疫组织化学上，多数病例为NK细胞型（CD56阳性），但也有细胞杀伤性T细胞来源（CD56阴性）的病例。此外，CD3ε阳性时细胞杀伤性标记TIA-1和粒酶B（granzyme B）为阳性。

淋巴瘤样胃病（lymphomatoid gastropathy）作为胃部NK细胞浸润的病变，其特征是自然消退，但该病变的EBER-ISH为阴性，必须严格区分。

3. T细胞及NK细胞型慢性活动性EBV感染，全身型 [chronic active EBV infection（CAEBV）of T /NKcell type, systemic form]

（1）概念与流行病学

CAEBV是EBV感染局限于T细胞或NK细胞的EBV相关T / NK细胞淋巴细胞增生症。感染症的认识是不正确的，是肿瘤或前肿瘤状态。根据诊断标准，要求满足以下4项才能诊断为CAEBV：①传染性单核症样症状持续3个

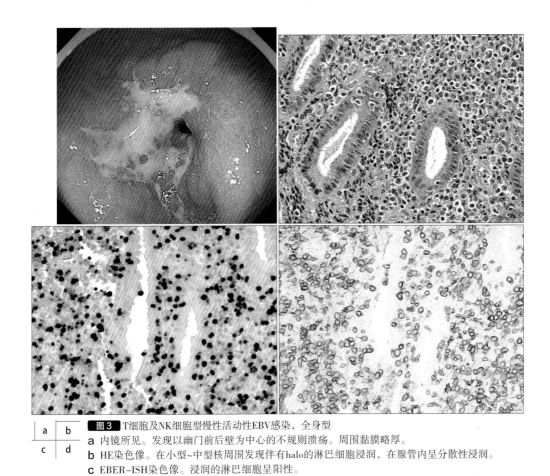

a b / c d

图3 T细胞及NK细胞型慢性活动性EBV感染，全身型
a 内镜所见。发现以幽门前后壁为中心的不规则溃疡。周围黏膜略厚。
b HE染色像。在小型~中型核周围发现伴有halo的淋巴细胞浸润，在腺管内呈分散性浸润。
c EBER-ISH染色像。浸润的淋巴细胞呈阳性。
d CD3染色像。显示阳性。

月以上。②末梢血液或病变组织中的EBV基因组量增加。③T细胞或NK细胞被EBV感染。④与已知疾病不同。满足这个诊断标准的CAEBV的类似疾病除了T细胞及NK细胞型CAEBV，全身型以外，还有小儿全身性EBV阳性T细胞淋巴瘤、种痘样水疱症样淋巴增生异常症、重症蚊虫叮咬过敏等。

病变脏器涉及淋巴结、结外脏器等多个方面。由于诊断标准是临床病理，所以肉眼观察和组织图像也多种多样，任何脏器都有可能发生病变。流行病学上偏重于东亚，在西欧是极为罕见的疾病。潜伏感染方式为Ⅱ型。几乎无症状，从长期经过到迅速发展各种情况都有，一般预后不良。

（2）临床观察、病理组织学观察

多见于小儿至年轻人，男女无差异，大部分病例可观察到发热、肝脾肿大、淋巴结肿大。症状可持续数月以上，持续性或反复性出现。

有报告显示，作为CAEBV中的消化道病变，有细胞浸润引起的肿块形成和溃疡穿孔、斑状发红和水肿、黏膜粗糙、各种溃疡，明显的水肿等。溃疡形态没有一定的特征，但其特点是随着时间的推移溃疡形态和病变部位会发生变化（**图3a**）。

病理组织学观察到非特异性的反应性淋巴细胞浸润病变和显示明显恶性淋巴瘤的异型淋巴细胞增生（**图3b**）。免疫组织化学方面，T细胞性约占六成，NK细胞性约占四成。细胞杀伤性标记TIA-1和粒酶B（granzymeB）呈阳

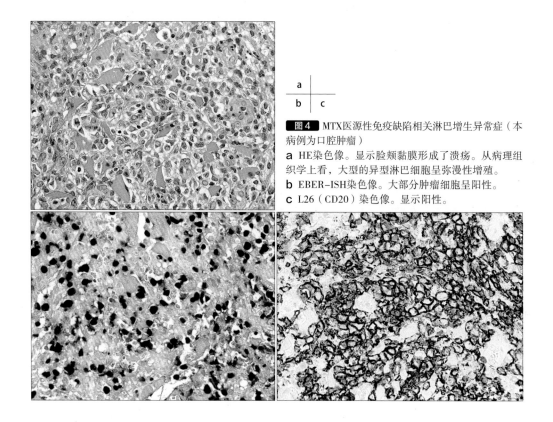

图4 MTX医源性免疫缺陷相关淋巴增生异常症（本病例为口腔肿瘤）

a HE染色像。显示脸颊黏膜形成了溃疡。从病理组织学上看，大型的异型淋巴细胞呈弥漫性增殖。

b EBER-ISH染色像。大部分肿瘤细胞呈阳性。

c L26（CD20）染色像。显示阳性。

性。EBER-ISH 呈阳性是必要条件（**图 3c、d**）。

4. 其他与医源性免疫缺陷相关的淋巴增殖异常症（other iatrogenic immunodeficiency-associated lymphoproliferative disorders，OI- LPD）

（1）概念与流行病学

免疫缺陷相关淋巴增生异常症是包括原发性免疫缺陷、HIV 感染、脏器移植后及使用氨甲蝶呤（methotrexate，MTX）引起的医源性的免疫抑制等而发生的淋巴增殖异常症的总称。OI- LPD 是指，其中具有自身免疫性疾病和炎症性疾病等基础疾病的患者，在免疫抑制剂治疗过程中发病的淋巴瘤或淋巴增殖性疾病。基础疾病以风湿性关节炎居多，溃疡性大肠炎、Crohn 病、干癣等慢性炎症性疾病也有发病。相关药物中 MTX 最多，但其他免疫抑制剂的使用也有发病的报告。

OI-LPD 的重要特征是，多数通过停止使用免疫抑制剂而使病变自然消退。结外发生病例较多，其中与 EBV 有关的比例较高，多为 B 细胞性淋巴增殖异常。潜伏感染方式与 EBV 相关的 OI-LPD 的情况下，以 Ⅱ 型为主，Ⅲ 型较少。

（2）临床观察、病理组织学观察

有报告显示，肉眼所见有肿块形成的不明显的溃疡性病变、溃决型病变，但反映了丰富多彩的组织像，不能指出特征像。

OI-LPD 没有特征性的组织像，显示与 de novo 发病的各种类型的淋巴瘤相同的组织像和免疫表现型。显示 DLBCL 像的类型最多，其次是显示经典型 Hodgkin 淋巴瘤（classical Hodgkin lymphoma，CHL）像的类型，结外脏器中，由小型～大型细胞组成的多形性 / 淋巴浆细胞浸润型（pleomorphic/lymphoplasmacytic infiltrates-type）居多（**图 4**）。

结语

本文概述了与 EBV 感染相关的肿瘤发生机制和胃部可能发生的 EBV 相关肿瘤。EBV 相关胃癌形态特殊，对预后也有影响。EBV 相关淋巴瘤与免疫缺陷的关联性很强。没有对病态的认识就无法诊断，也不能进行适当的治疗。如果通过本文能有新的认识，笔者将非常荣幸。

参考文献

[1] Hudnall SD（ed）. Viruses and Human Cancer. Springer, New York, 2014.

[2] Fukayama M. Epstein-Barr virus and gastric carcinoma. Pathol Int 60：337-350, 2010.

[3] The Cancer Genome Atlas Research Network. Comprehensive molecular characterization of gastric adenocarcinoma. Nature 513：202-209, 2014.

[4] 海崎泰治, 青柳裕之, 波佐谷兼慶. 他. 特殊な組織型を呈する早期胃癌—Epstein-Barr virus関連胃癌・リンパ球浸潤癌. 胃と腸 53：737-740, 2018.

[5] Oyama T, Yamamoto K, Asano N, et al. Age-related EBV-associated B-cell lymphoproliferative disorders constitute a distinct clinicopathologic group：a study of 96 patients. Clin Cancer Res 13：5124-5132, 2007.

[6] Yoshino T, Nakamura S, Matsuno Y, et al. Epstein-Barr virus involvement is a predictive factor for the resistance to chemoradiotherapy of gastric diffuse large B-cell lymphoma. Cancer Sci 97：163-166, 2006.

[7] Nakamura S, Jaffe ES, Swerdlow SH. EBV-positive diffuse large B-cell lymphoma, not otherwise specified（NOS）. In Swerdlow SH, Campo E, Harris NL, et al（eds）. WHO Classification of Tumours of Haematopoietic and Lymphoid Tissues. IARC Press, Lyon, pp 304-306, 2017.

[8] Hu M, Trevino J, Yang L, et al. Primary gastric EBV-positive diffuse large B cell lymphoma（DLBCL）of the elderly with plasmablastic differentiation. In Vivo 32：413-417, 2018.

[9] 二村真, 内田博起, 寺本彰, 他. 短期間に自然縮小を認めた胃のEBV positive diffuse large B-cell lymphoma of the elderly の1例. 日内会誌 103：1699-1701, 2014.

[10] 田中努, 丹羽康正, 田近正洋, 他. 胃原発の加齢性EBV関連B細胞リンパ増殖症の1例. 胃と腸 47：1859-1864, 2012.

[11] Chan JKC, Quintanilla-Martinez L, Ferry JA. Extranodal NK/T-cell lymphoma, nasal type. In Swerdlow SH, Campo E, Harris NL, et al（eds）. WHO Classification of Tumours of Haematopoietic and Lymphoid Tissues. IARC Press, Lyon, pp 368-371, 2017.

[12] Wu CC, Takahashi E, Asano N, et al. Primary cutaneous NK/T-cell lymphoma of nasal type：an age-related lymphoproliferative disease? Hum Pathol 68：61-68, 2017.

[13] Ding W, Zhao S, Wang J, et al. Gastrointestinal lymphoma in southwest China：subtype distribution of 1,010 cases using the WHO（2008）classification in a single institution. Acta Haematol 135：21-28, 2016.

[14] Zhang L, Zhang P, Wen J, et al. Primary gastric natural killer/T-cell lymphoma with diffuse CD30 expression and without CD56 expression：a case report. Oncol Lett 11：969-972, 2016.

[15] Kim JH, Lee JH, Lee J, et al. Primary NK-/T-cell lymphoma of the gastrointestinal tract：clinical characteristics and endoscopic findings. Endoscopy 39：156-160, 2007.

[16] Takeuchi K, Yokoyama M, Ishizawa S, et al. Lymphomatoid gastropathy：a distinct clinicopathologic entity of self-limited pseudomalignant NK-cell proliferation. Blood 116：5631-5637, 2010.

[17] 日本小児感染症学会（監）. 慢性活動性EBウイルス感染症とその類縁疾患の診療ガイドライン2016. 診断と治療社, 2016.

[18] Quintanilla-Martinez L, Ko YH, Kimura H, et al. EBV-positive T-cell and NK-cell lymphoproliferative disease of childhood. In Swerdlow SH, Campo E, Harris NL, et al（eds）. WHO Classification of Tumours of Haematopoietic and Lymphoid Tissues. IARC Press, Lyon, pp 355-362, 2017.

[19] 上田渉, 大川清孝, 焦光裕, 他. EBウイルス感染を疑う消化管病変. 消内視鏡 29：674-677, 2017.

[20] Gaulard P, Swerdlow SH, Harris NL, et al. Other iatrogenic immunodeficiency-associated lymphoproliferative disorders. In Swerdlow SH, Campo E, Harris NL, et al（eds）. WHO Classification of Tumours of Haematopoietic and Lymphoid Tissues. IARC Press, Lyon, pp 462-464, 2017.

[21] Daroontum T, Kohno K, Eladl AE, et al. Comparison of Epstein-Barr virus-positive mucocutaneous ulcer associated with treated lymphoma or methotrexate in Japan. Histopathology 72：1115-1127, 2018.

[22] Ishigaki S, Masaoka T, Kameyama H, et al. Methotrexate-associated lymphoproliferative disorder of the stomach presumed to be mucosa-associated lymphoid tissue lymphoma. Intern Med 57：3249-3254, 2018.

[23] Gion Y, Iwaki N, Takata K, et al. Clinicopathological analysis of methotrexate-associated lymphoproliferative disorders：comparison of diffuse large B-cell lymphoma and classical Hodgkin lymphoma types. Cancer Sci 108：1271-1280, 2017.

Summary

Epstein-Bar Virus-Associated Carcinoma and Lymphoma of the Stomach

Yasuharu Kaizaki[1]

EBV（Epstein-Barr virus）, a member of the herpes virus family, infects most of the adult population latently. EBV infection has been associated with the pathogenesis and tumor progression of various malignant neoplasms. The histologic types that form a mass in the stomach are EBV-associated gastric carcinoma, EBV-positive diffuse large B-cell lymphoma, other non-specified, extranodal NK/T cell lymphoma, nasal type, chronic active EBV infection, and immunodeficiency-associated lymphoproliferative disorders. EBV-associated gastric carcinoma has a special form of carcinoma with lymphoid stroma, which contributes to a good prognosis. Most EBV-associated lymphomas are caused by immunodeficiencies. They are macroscopically and histologically atypical and are difficult to diagnose. It is necessary to understand their pathogenesis.

[1]Department of Pathology, Fukui Prefectural Hospital, Fukui, Japan.

编辑后记

平泽 大　仙台厚生医院消化器官内科

本书是为《肠道感染性疾病——包含最新的话题》的上消化道篇而策划的。构成上消化道的脏器的特征是，食管被坚固的扁平上皮覆盖，胃里充满胃酸，十二指肠分泌消化酶，是病原微生物活动的严酷环境。因此，除了 *H.pylori*、轻度的念珠菌病、侵袭性异尖线虫病等一部分感染性疾病以外，都是在临床现场遇到的概率很低的罕见疾病。不过，近年来因 HIV 感染而导致的免疫缺陷、长期内服类固醇药物、化疗中等免疫能力低下状态的患者增加，因此掌握上消化道感染性疾病的知识是很重要的。

基于这样的时代背景，本书由藏原、海崎、平泽企划。考虑到尽可能囊括罕见的疾病，将各论文以专集的形式进行了解说。另外，还介绍了引起肿瘤性病变的感染性疾病，并包含了有关 carcinogenesis 的最新知识。

首先，藏原在序中对此次所列举的疾病进行了总论性的解说。将罕见疾病按脏器分类罗列，并标明了应控制的要点和注意点，序作为进入"病例专集"前阶段的预习是必读的。关于病理的总论解说由田边负责。多数上消化道感染症仅通过内镜检查难以确诊，有必要进行活检。本书详细描述了从病理组织学特征到适当的活检部位，以及病理学医生诊断的过程中必要的临床信息。

食管的"病例专集"介绍了单纯疱疹［HSV（田中）］、巨细胞病毒［CMV（高雄）］、念珠菌［高桥（亚）］、结核（丸山）的感染性疾病。田中论文中提出了 HSV 感染随时间变化而引起的内镜观察结果的差异。高雄的论文解说了，CMV 感染的特征是穿凿性溃疡。轻度的食管念珠菌病在临床中经常遇到，高桥（亚）的论文中提出并解说了鉴别疾病的内镜图像。食管结核被认为是本书中特别罕见的疾病，丸山解说了这个珍贵的病例。

胃的"病例专集"，列举了结核（八板）、CMV（小林）、梅毒（堺）、念珠菌（池上）、异尖线虫（松野）的感染性疾病。结核感染在食管和胃中呈现多种形态，仅通过内镜检查往往难以诊断。从全身检查到接近疾病是很重要的。全身检查的必要性对 CMV 胃炎来说也相同。堺的论文中记载了胃梅毒的发病率从 2013 年开始急剧增加，今后在临床中遇到的机会可能会增加，所以一定要把胃镜成像的特征记在脑海里。胃念珠菌病可以在免疫缺陷状态或低酸状态下发生，是非常罕见的疾病。不过，池上论文中令人印象深刻的内镜影像一旦看过就很难忘记。松野的论文中提出了异尖线虫刺入胃壁内的 NBI 放大图像，是非常现代风格的图像。

十二指肠的"病例专集"列举了 Whipple（长末）、粪类圆线虫（金城）、蓝氏贾第鞭毛虫［高桥（索）］、非结核性嗜酸性粒细胞［MAC（伊良波）］的感染性疾病。Whipple 病是极其罕见的疾病，如果发现晚了就会致命，所以最好把特异性的内镜表现（白色绒毛）记在脑子里。粪类圆线虫病、蓝氏贾第鞭毛虫病、MAC 感染性疾病和 Whipple 病一样，白色绒毛是其特征。在免疫缺陷状态的患者中，如果发现了这种白色绒毛，请将上述内容作为鉴别点，以各篇论文作为诊断的"路标"。

在本书所介绍的疾病的确诊过程中，活检几乎是必要的。在"札记"的二村论文中，详细介绍了活检的有用性和局限性。仅靠内镜检查和病理组织学检查是难以确诊的，这让我再次深切体会到内镜医生和病理学医生沟通的重要性。"札记"中还介绍了由 HPV 和 EBV 引起的致癌特征和最新见解。佐佐木的论文中提到，HPV 与头颈部癌非常相关。海崎的论文详细介绍了有关 EBV 相关胃癌和 EBV 相关淋巴瘤的最新知识。

以上是本书的概要。基本上囊括了除 *H.pylori* 以外的上消化道感染性疾病。本书的最罕见的疾病，个人认为是食管结核或 Whipple 病。不过，还需要补充的是，由于过于罕见而无法介绍的疾病，如等孢球虫病和有可能几乎被消灭的疾病仍然存在。另外，遇到易感染状态的患者的机会也在增加。与此同时，今后看到本书中提到的罕见疾病的可能性也会增加。借此机会，希望本书能成为引导诊断的路标性图书之一。

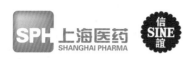
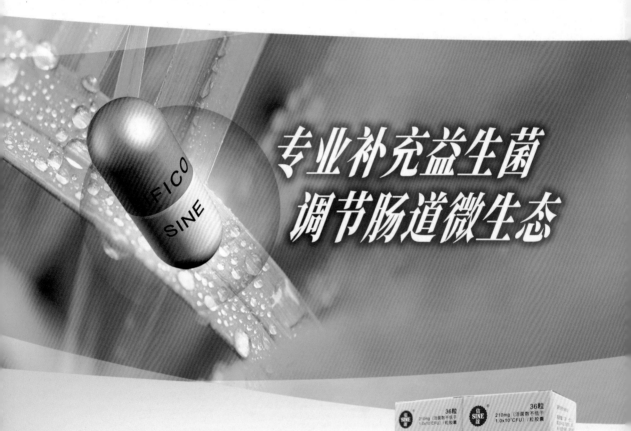

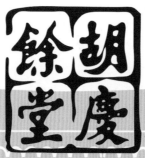

养胃颗粒
YANGWEI KELI

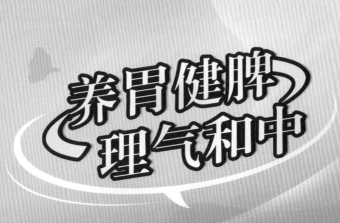

养胃健脾
理气和中

▶ 用于

脾虚气滞所致的胃痛，症见胃脘不舒　·胀满疼痛
嗳气食少　·慢性萎缩性胃炎见上述证候者。

【成份】炙黄芪、党参、陈皮、香附、白芍、山药、乌梅、甘草。

【禁忌】本品不宜与含有藜芦、海藻、京大戟、红大戟、甘遂、芫花成份的中成药同用。

【不良反应】应用本品时可能出现腹泻、恶心、呕吐、腹痛、皮疹、瘙痒等不良反应。

请按药品说明书或者在药师指导下购买和使用

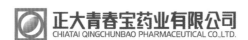

正大青春宝药业有限公司
CHIATAI QINGCHUNBAO PHARMACEUTICAL CO.,LTD.